Petra Franke & Friederike Schildberg

Gruppentherapie zur **A**bstinenz und **M**otivationsstärkung bei **O**piat-**A**bhängigen Patienten

dgvt Verlag

Petra Franke & Friederike Schildberg

Gruppentherapie
zur Abstinenz
und Motivationsstärkung
bei Opiat-
Abhängigen Patienten

Ein verhaltenstherapeutisches Manual

2., überarbeitete und erweiterte Auflage

Materialie 57

dgvt Verlag

Deutsche Gesellschaft für Verhaltenstherapie
Tübingen 2009

Korrespondenzadresse:

PD Dr. med. Petra Franke
Abteilungsärztin
LVR-Klinikum Düsseldorf
Abteilung für Abhängigkeitserkrankungen
Bergische Landstr. 2
40692 Düsseldorf

E-Mail: petra.franke@lvr.de

Bibliografische Information der Deutschen Nationalbibliothek
Die Deutsche Nationalbibliothek verzeichnet diese Publikation in der Deutschen Nationalbibliografie; detaillierte bibliografische Daten sind im Internet über http://dnb.d-nb.de abrufbar.

2., überarbeitete und erweiterte Auflage 2009

Im Sudhaus
Hechinger Str. 203
72072 Tübingen

E-Mail: dgvt-Verlag@dgvt.de
Internet: www.dgvt-Verlag.de

Layout: VMR Monika Rohde, Leipzig
Umschlaggestaltung: Die Kavallerie GmbH, Tübingen
Belichtung: KOPP – desktopmedia, Nufringen
Druck: Druckerei Deile GmbH, Tübingen
Bindung: Nädele Verlags- und Industriebuchbinderei, Nehren

ISBN: 978-3-87159-312-3

Inhaltsverzeichnis

Vorwort zur ersten Auflage

Unsere primäre Motivation, ein Therapiemanual für die qualifizierte Entzugsbehandlung opiatabhängiger Patienten zu erarbeiten, resultierte aus der Erkenntnis, dass seit Beginn unserer therapeutischen Arbeit mit Opiatabhängigen 1995 bis heute kein praxisrelevantes Therapiemanual existiert, das speziell auf die niedrigschwellige Suchtbehandlung Opiatabhängiger zugeschnitten ist.

Die hier vorgestellte Gruppentherapie zur Abstinenz- und Motivationsstärkung bei Opiat-Abhängigen (GAMOA) richtet sich deshalb in erster Linie an ärztliche und psychologische Psychotherapeuten, die im Rahmen der Behandlung opiatabhängiger Patienten mit einem strukturierten und verhaltenstherapeutisch orientierten Manual arbeiten wollen.

Dieses Manual wurde auf der qualifizierten Entzugsstation für opiatabhängige Patienten der Klinik und Poliklinik für Psychiatrie und Psychotherapie der Universität Bonn ausgearbeitet und wird dort seit mehreren Jahren angewandt.

Der besondere Vorteil der GAMOA liegt in ihrer flexiblen Handhabung, die es dem jeweiligen Therapeuten erlaubt, Module je nach Gruppenzusammensetzung und Informationsbedürfnis der Teilnehmer einzusetzen. Die GAMOA beinhaltet jeweils abgeschlossene Therapiebausteine, die in einem „offenen Gruppensetting" mit rasch wechselnden Teilnehmern anwendbar sind. Gleichwohl bieten die übergeordneten Themenbereiche dem Therapeuten auch die Möglichkeit, einzelne Aspekte zu vertiefen, indem diese Module in enger zeitlicher Abfolge bearbeitet werden können.

Da viele unserer stationären Patienten über keinerlei Psychotherapie-Vorerfahrungen verfügen, ist mit der Teilnahme an der GAMOA zugleich ein erstes Kennenlernen einer verhaltenstherapeutisch geleiteten Gruppe verbunden. Die Akzeptanz der GAMOA ist bei der von uns primär angesprochenen niedrigschwelligen Klientel als überdurchschnittlich gut einzustufen. Für Patienten, die bereits über Therapieerfahrungen verfügen und/oder im Anschluss an die Entzugsbehandlung weiterführende Therapieangebote nutzen wollen (z.B. Rehabilitationsmaßnahmen), stellt GAMOA ebenfalls eine wichtige Ergänzung dar, die der konkreten Therapievorbereitung dient.

Die GAMOA kann unserer Ansicht nach neben der qualifizierten Entzugsbehandlung auch an anderen Stellen der Suchtkrankenversorgung opiatabhängiger Patienten eingesetzt werden, wo mit einer ähnlich niedrigschwelligen Klientel strukturiert verhaltenstherapeutisch gearbeitet werden soll (z.B. im Rahmen der psychosozialen Betreuung von Patienten in Methadonsubstitution oder im Bereich der ambulanten Rehabilitation).

Um das Konzept der GAMOA zu verstehen, möchten wir zunächst einige wichtige Aspekte biologisch-psychiatrischer Modellvorstellungen (Kapitel I.1) sowie aktuelle Therapiestrategien bei Abhängigkeitserkrankungen und insbesondere der Opiatabhängigkeit vorausschicken (Kapitel I.2), die für das Verständnis der eigentlichen GAMOA-Module wichtige Hintergrundinformationen liefern können. Kapitel I.3 wird den Behandlungsrahmen der qualifizierten Entzugsstation skizzieren, in dessen Rahmen die GAMOA entstanden ist und durchgeführt wird. Schließlich werden im Kapitel II.3 die einzelnen Therapiebausteine der GAMOA ausführlich erläutert und mögliche Schwierigkeiten bei der praktischen Umsetzung angesprochen (Kapitel II.4). In Teil IV sind die bereits im Kapitel II.3 erwähnten Arbeitsblätter der GAMOA-Module zusammengestellt.

Bonn, 2004
Petra Franke & Friederike Schildberg

Anmerkung: Wir haben zur Vereinfachung die männliche Schreibweise „Patienten" und „Therapeuten" gewählt.

Vorwort zur zweiten Auflage

Zahlreiche persönliche Rückmeldungen aus Kliniken, Drogenberatungsstellen sowie Substitutionspraxen, aber auch weitere eigene Erfahrungen in der verhaltenstherapeutischen Arbeit mit opiatabhängigen Patienten und nicht zuletzt die positive Nachricht vom dgvt-Verlag, dass die erste Auflage der GAMOA inzwischen vergriffen ist, haben uns ermutigt, eine zweite, teilweise überarbeitete Auflage der GAMOA zu erstellen.

Wir gehen davon aus, dass sich die von uns in manualisierter Form zusammengetragenen Themenkomplexe zur Abstinenz- und Motivationsstärkung opiatabhängiger Patienten in der suchtmedizinischen Versorgungslandschaft weiter bewähren und differenziert einsetzbar sind. In Zeiten knapper Personalressourcen in der klinischen Versorgung erscheint es mehr denn je pragmatisch und sinnvoll, im Rahmen eines strukturierten Gruppensettings eine möglichst große Zahl von Patienten therapeutisch anzusprechen und sie bei der Erreichung ihrer individuellen Therapieziele zu unterstützen. Es ist kein Widerspruch, wenn das vorliegende Manual speziell für Gruppen konzipiert wurde und dennoch die Individualität jedes Einzelnen durch eine akzeptierende und wertschätzende Grundhaltung Berücksichtigung findet.

Wir freuen uns auch weiterhin über jedwede Rückmeldung oder kritische Anmerkung zur GAMOA und hoffen, dass die überarbeitete Version auch zukünftig im psychotherapeutischen Prozess mit den Patienten einen Beitrag zu leisten vermag.

Düsseldorf, 2009
Petra Franke & Friederike Schildberg

Danksagung

Wir danken allen unseren Patienten, die uns durch ihre Mitarbeit bei der Anwendung und „Machbarkeit“ der verschiedenen GAMOA-Module wertvolle Hilfe geleistet haben. Besonderer Dank gilt insbesondere den Mitarbeitern, die seit der Einführung der Gruppentherapie für opiatabhängige Patienten an deren aktiver Durchführung an der Klinik und Poliklinik für Psychiatrie und Psychotherapie des Universitätsklinikums Bonn beteiligt waren: Herr Dr. phil. Dipl.-Psych. Michael Gänsicke und Herr Dipl.-Psych. Christian Sulzbach. Darüber hinaus hat uns das Pflege-Team der Station FREUD bei der Umsetzung der GAMOA innerhalb des stationären Rahmens stets in besonderem Maße unterstützt. Die Teilnahme von Mitarbeitern des Pflege-Teams an den GAMOA-Sitzungen als Co-Therapeuten erwies sich für den stationären Therapieprozess als außerordentlich wertvoll. Die Implementierung eines neuen psychotherapeutischen Gruppenangebots wie der GAMOA kann insbesondere auch für traditionell organisierte Stationseinheiten eine Bereicherung darstellen. In diesem Zusammenhang ist den Mitarbeitern der Abteilung für Abhängigkeitserkrankungen des LVR Klinikums Düsseldorf (Kliniken der Heinrich-Heine Universität Düsseldorf) – Frau Dipl.-Psych. Julia Bludau und Herrn Sascha Lippert – zu danken, die maßgeblich daran beteiligt waren, die GAMOA-Module auf der qualifizierten Drogenentzugsstation zu implementieren.

Last but not least bedanken wir uns sehr bei Herrn Prof. Dr. Martin Hautzinger, Psychologisches Institut der Universität Tübingen, für die Supervisionstätigkeit in der Anfangsphase der GAMOA.

I. Grundlagen und Rahmenbedingungen

1 Biologische Modellvorstellungen der Opiatabhängigkeit

Nach dem gegenwärtigen Kenntnisstand der Erforschung von substanzgebundenen Abhängigkeitserkrankungen und insbesondere der Opiatabhängigkeit kann die lange Zeit gültige These, Abhängigkeit sei überwiegend auf soziale Ursachen und Bedingungsfaktoren zurückzuführen, nicht länger aufrechterhalten werden.

Epidemiologische Erhebungen und tierexperimentelle Paradigmen deuten darauf hin, dass eine Vielzahl von Variablen zu Drogenkonsum, zu Drogenmissbrauch und zur Entstehung einer substanzgebundenen Abhängigkeit beiträgt: z.B. Drogenverfügbarkeit, Applikationsart der Droge, genetische Prädisposition, Stress, belastende Lebensereignisse und Akzeptanz von Drogenkonsum im Umfeld des Betroffenen (so genannte „Peergroups").

Die aktuelle Forschungsstrategie bei Suchterkrankungen versucht herauszufinden, welche neurobiologischen Faktoren zu der individuell unterschiedlichen Vulnerabilität beitragen und den Übergang von Drogengebrauch zu Missbrauch und Abhängigkeit determinieren (Altman, Everitt, Glautier, Markou, Nutt, Oretti, Phillips & Robbins, 1996; siehe auch Le Moal, 2009, für einen aktuellen Überblick).

Um die Mechanismen der Entstehung von substanzgebundenen Abhängigkeitserkrankungen zu begreifen, bedarf es deshalb eines integrativen Ansatzes verschiedener Disziplinen: Sozialpsychologie, experimentelle Psychologie, Lernpsychologie, Neuroanatomie, Neuropharmakologie, Neurobiologie, Epidemiologie, Genetik und Psychiatrie. Darüber hinaus spiegelt sich dieser multidisziplinäre Ansatz auch in den aktuellen Therapiestrategien bei substanzgebundener Abhängigkeit wider.

Im folgenden Kapitel sollen vor allem die psychologischen und neurobiologischen Mechanismen skizziert werden, wobei in dieser kurzen Einführung kein Anspruch auf Vollständigkeit erhoben werden kann. Interessant ist jedoch, wie sehr sich klinisch beobachtbare Erscheinungen bei Abhängigen durch zugrunde liegende psychologische und neurobiologische Mechanismen erklären lassen, die gerade durch tierexperimentelle Befunde herausgearbeitet wurden. Die Identifikation jener Mechanismen süchtigen Verhaltens wiederum ist eine grundlegende Voraussetzung zu möglichen therapeutischen Interventionen.

1.1 Psychologische Modelle bei Opiatabhängigkeit: positive und negative Verstärker

Lernpsychologisch wird von einem Verstärker gesprochen, wenn die Konsequenzen einer Verhaltensweise dazu führen, dass die Auftretenswahrscheinlichkeit des betreffenden Verhaltens ansteigt. Positive Verstärker sind solche Stimuli, deren Darbietung unmittelbar durch den ausgelösten positiven Effekt dazu führen, dass die Frequenz einer Verhaltensweise zunimmt. Negative Verstärker führen ebenfalls zu einem Anstieg bestimmter Verhaltensweisen, indem ein aversiver Zustand hinausgezögert oder zum Verschwinden gebracht wird.

Wie durch tierexperimentelle Studien zur Selbstverabreichung von Opiaten bei Ratten gezeigt wurde (Altmann, Everitt, Glautier, Markou, Nutt, Oretti, Phillips & Robbins, 1996), besitzen Opioide wie Heroin positive Verstärkereigenschaften: Eine Ratte, die durch Hebelbetätigung Morphin verabreicht bekommt, wird in der Folge immer öfter den Hebel drücken, um die angenehme Opiatwirkung zu erhalten. Zudem kann Heroin aber auch als negativer Verstärker fungieren, weil es die Entzugssymptome bei opiatabhängigen Versuchstieren zum Verschwinden bringt. Hierdurch wird die Abhängigkeit weiter aufrechterhalten (Schuster & Johanson, 1981). Positive Verstärkermechanismen sind vorwiegend bei der Entstehung einer (Opiat-)Abhängigkeit wirksam, während zur Aufrechterhaltung einer (Opiat-)Abhängigkeit sowohl positive als auch negative Verstärker eine Rolle spielen.

1.2 Bedeutung von Opioidrezeptoren im ZNS

Die Wirkung von Opiaten erfolgt über spezifische Opioid-Rezeptoren. Im Zentralnervensystem (ZNS) unterscheidet man drei relevante Opioid-Rezeptor-Subtypen: Mü (μ), Delta (δ) und Kappa (κ). Inzwischen gilt es als erwiesen, dass dem μ-Rezeptor eine wichtige Rolle sowohl hinsichtlich der positiven als auch der negativen Verstärkereigenschaften von Opioiden wie Heroin zukommt (DiChiara & North, 1992; Koob, 1992).

Tierexperimentelle Studien (z.B. Vergleich zwischen Mäusestämmen mit einer selektiven Genmutation und Mäusen des jeweiligen Wildtyps) liefern Rückschlüsse auf die Funktion einzelner Gene im Zusammenhang mit der Opiatwirkung. So konnte gezeigt werden, dass bei Mäusen mit fehlendem μ-Opioidrezeptor (a) Morphin nicht analgetisch wirkt, (b) Morphin im Gegensatz zum Wildtyp keine Verstärkerwirkung ausübt und (c) es nicht zur Abhängigkeit führt (Matthes, Maldonado, Simonin, Valverde, Slowe, Kitchen, Befort, Dierich, Le Meur & Dolle, 1996).

Darüber hinaus wurde eine synergische Aktivierung der Dopaminfreisetzung (siehe auch I.1.3) durch Cannabis und Heroin bei Ratten über einen gemeinsamen μ_1-Mechanismus belegt (Tanda, Pontieri & DiChiara, 1997). Zur Entwicklung körperlicher Abhängigkeitssymptome nach chronischer Morphingabe kommt den Cannabinoid-Rezeptoren (CB1) eine entscheidende Vermittlerrolle im opioidergen System zu (Ledent, Valverde, Cossu, Petitet, Aubert, Beslot, Bohme, Imperato, Pedrazzini, Roques, Vassart, Fratta & Parmentier, 1999).

Verschiedene Substanzen interagieren bei der Entstehung einer Abhängigkeit miteinander und wirken synergetisch oder potenzierend: Die Dopaminausschüttung im Nucleus accumbens (siehe auch I.1.3) wird durch kombinierte Applikation von Heroin und Kokain um das 1000-fache im Vergleich zur Einzelgabe der Substanzen erhöht (Hemby, Dworkin & Smith, 1999); die Genexpression bei morphinabhängigen Mäusen wird durch Cannabinoidrezeptoren modifiziert (Valverde, Maldonado, Valjent, Zimmer & Zimmer, 2000).

1.3 Neurochemisch-anatomisches Korrelat für die Entstehung drogensuchenden Verhaltens

Dopamin stellt im ZNS einen wichtigen Neurotransmitter dar, der auch bei der Entstehung drogensuchenden Verhaltens und der Aufrechterhaltung einer Abhängigkeit von Bedeutung ist.

Dopaminerge Neurone im ZNS entstammen dem ventralen Tegmentum („ventral tegmental area" – VTA), projizieren zu limbischen Strukturen wie dem Nucleus accumbens (N.acc.), dem Corpus amygdaloideum (Amygdala) und ziehen dann weiter zum präfrontalen Cortex. Aufgrund seiner Assoziation mit limbischen Strukturen wird es als mesocorticolimbisches dopaminerges System bezeichnet.

Generell sind dopaminerge Neuronen an der Initiierung von Verhalten sowie an Motivationsprozessen beteiligt. Die Identifikation relevanter Stimuli sowie die Antizipation positiver Stimuli („Reward"-Mechanismus) wird durch die Ausschüttung von Dopamin aktiviert. Wichtig für das Verständnis der Rolle des mesocorticolimbischen Belohnungssystems ist es, dass Dopamin dabei keine direkte positive oder euphorisierende Wirkung auslöst. Die Rolle des Belohnungssystems besteht vielmehr in einer Art „Kontrasterhöhung", bei der das Individuum auf positive Stimuli aufmerksam gemacht wird. Neben natürlichen Reizen wie Essen, Trinken oder sexueller Aktivität wird der „Reward"-Mechanismus auch durch Drogen aktiviert. Opioide führen über eine Steigerung der Dopaminfreisetzung zu einer konsekutiven Steigerung des Belohnungsmechanismus: Sie hyperpolarisieren über μ-Opioidrezeptoren GABAerge Interneurone in der VTA und führen dadurch zu einer Disinhibition dopaminerger Neurone, wodurch der Belohnungsmechanismus ausgelöst wird (Zilles & Rehkämper, 1994; für einen aktuellen Überblick siehe Dayan, 2009).

Darüber hinaus kann das Belohnungssystem ebenso durch die Erinnerung an eine Drogenwirkung, Drogenrituale sowie die Erinnerung an die negative Erfahrung eines Opiatentzugs („Suchtgedächtnis") aktiviert werden. Interessant ist, dass es opioid-abhängige Tiere vermeiden, sich an Plätzen aufzuhalten, welche die Tiere mit Opiatentzugserscheinungen in Zusammenhang bringen, und aktiv versuchen, bei Ankündigung von möglicherweise auftretenden Entzugserscheinungen ihren Aufenthaltsort entsprechend zu verändern (Mucha, Gritti & Kim, 1986).

Die klinische Erfahrung zeigt, dass die Aufrechterhaltung der Abstinenz unter anderem gerade durch Assoziation mit dem Drogenkonsum verbundener Stimuli (z.B. bestimmte Musik, örtliche Gegebenheiten, vertraute Personen, mit denen früher konsumiert wurde, u.a.) gefährdet ist. Eine therapeutisch effektive Rückfallprophylaxe schließt daher die Erkennung von Risikosituationen ein.

1.4 Drogenabhängigkeit als Modell gestörter hedonistischer Homeostase

Die meisten Definitionen von Suchterkrankungen beinhalten die überwältigende, nahezu zwanghafte Beschäftigung mit dem Drogenkonsum, die – neben einer Reihe anderer Kriterien – oftmals mit einem Kontrollverlust bezüglich der Substanzeinnahme sowie einer gedanklichen Einengung auf die Drogenbeschaffung einhergehen kann. Zudem wird das Auftreten von körperlichen Entzugserscheinungen z.B. nach Absetzen von Opiaten (z.B. vegetatives Hyperarousal, Schmerzen) in den aktuell gültigen Klassifikationssystemen des DSM-IV (APA, 1994) und der ICD-10 (WHO, 1991) als eines von mehreren Kriterien für eine bestehende Opiatabhängigkeit angesehen.

Unberücksichtigt bleiben bei einer ausschließlich auf körperliche Phänomene gerichteten Sichtweise des Entzugs jedoch die motivationalen und affektiven Aspekte des Abstinenzsyndroms, die eine Reihe negativer emotionaler Zustände umfassen: Dysphorie, depressive Gedanken, Reizbarkeit und Angst. Man spricht dabei von einem so genannten negativen affektiven Syndrom („negative affective state"; Koob, 1996b). Dieses negative affektive Syndrom scheint einerseits den Beginn der Entwicklung einer Abhängigkeit zu signalisieren und steht in engem Zusammenhang mit dem starken Verlangen, Substanzen zu konsumieren. Andererseits repräsentiert jenes negative affektive Syndrom zugleich einen vulnerablen Zustand, der besonders für das Auftreten von Rückfällen verantwortlich zu machen ist.

Koob und LeMoal (1997) betrachten die Entstehung einer substanzgebundenen Abhängigkeit als Dysregulation der körpereigenen Homeostase. Das Konzept der Homeostase geht generell davon aus, dass sich ein Organismus sämtlicher physiologischer Fähigkeiten bedient, um auf allen seinen Systemen im Gleichgewicht und damit funktionsfähig zu bleiben. Faktoren, die die körpereigene Homeostase gefährden, werden durch Gegenregulationsmechanismen des Organismus abgewehrt. Gelingt es dem Organismus über solche Anpassungsphänomene nicht, das Gleichgewicht seiner Systeme aufrechtzuerhalten, wird unter der Mobilisierung von Energie trotzdem versucht, eine gewisse Stabilisierung auf einem veränderten, nunmehr pathologischen Niveau zu erzielen. Man spricht von einem veränderten „set point".

Bei Abhängigkeitserkrankungen handelt es sich nach Koob und LeMoal (1997) um eine Dysregulation des körpereigenen Belohnungssystems, was einen Kontrollverlust bezüglich Drogeneinnahme, den Zwang, Substanzen zu konsumieren, und andere Symptome, die eine substanzgebundene Abhängigkeitserkrankung charakterisieren, nach sich zieht. Bei chronischer Drogeneinnahme kommt es somit zu einem veränderten „hedonic set point".

Wie die klinische Erfahrung zeigt, weisen Opiatabhängige eine mangelnde Frustrationstoleranz auf und sie haben erhebliche Schwierigkeiten, negativ besetzte affektive Zustände zu kompensieren. Möglicherweise spielt bei der generellen Problematik opiatabhängiger Patienten, mit Unlustgefühlen adäquat umzugehen, ebenfalls die postulierte Veränderung des „hedonic set point" eine Rolle.

1.5 Sensitisierung und Gegenregulationsmechanismen

Von besonderem Interesse ist, inwiefern die neurobiologischen Mechanismen des Belohnungssystems und der Verstärkerwirkung von Opiaten im Verlauf einer Abhängigkeit Veränderungen unterliegen. In diesem Zusammenhang sind zwei wichtige neurobiologische Mechanismen von Bedeutung: Sensitisierung („sensitization") und Gegenregulation („counteradaptation").

Die Phase der Sensitisierung setzt bei intermittierendem Drogenkonsum ein, allerdings sind die Auswirkungen der Sensitisierung lang andauernd: Sie ist eng mit dem unstillbaren Verlangen oder „Zwang" verknüpft, eine Substanz wie z.B. Heroin zu konsumieren. Dieser „Drogenhunger" nimmt bei wiederholter Einnahme von Heroin stetig zu und geht mit einer pathologisch gesteigerten Aktivität des mesocorticolimbischen dopaminergen Systems einher. Durch Sensitisierung entsteht ein erleichterter Zugang und eine höhere Motivation für drogenassoziierte Reize und nachfolgenden Drogenkonsum.

Der Gegenregulationsmechanismus setzt bei chronischem Drogenkonsum ein und ist primär durch das Auftreten einer affektiv negativ betonten Entzugskomponente gekennzeichnet. Dieses negative affektive Entzugssyndrom wirkt zum einen als direkter negativer Verstärker (siehe I.1.1), es markiert zugleich aber auch eine Veränderung des „hedonic set point“ (siehe I.1.4) bezüglich der Effizienz von positiven Verstärkern: Die euphorisierende Wirkung der Opiate nimmt bei chronischem Gebrauch ab.

Die Kombination aus (durch wiederholte Gegenregulationsphänomene des Organismus) verändertem „hedonic set point“ und des seit Beginn des Drogenkonsums initiierten Sensitisierungsprozesses mit der erhöhten Motivation, Drogen zu konsumieren, stellt den Motor für die Aufrechterhaltung einer substanzgebundenen Abhängigkeit dar (Koob & LeMoal, 1997).

1.6 Neurobiologische Vulnerabilität bei Abhängigkeitserkrankungen

Die lebenslange Vulnerabilität für Rückfälle auch nach einer länger dauernden Abstinenzphase stellt ein zentrales Element bei substanzgebundenen Abhängigkeitserkrankungen dar. Sie ist Ausdruck jener „neurobiologischen Narbe“, die durch Sensitisierung und Gegenregulationsmechanismen des Organismus entstanden ist.

Von Bedeutung scheint hierbei auch die Phase der Sensitisierung zu sein, in der es auf neuroendokrinologischer Ebene zu einer verstärkten Sekretion von Stresshormonen (Glucocorticoide) durch Ausschüttung von „Corticotropin-Releasing Factor“ (CRF) kommt. Tierexperimentelle Studien haben gezeigt, dass durch Stressinduktion das mesocorticolimbische Belohnungssystem bei ehemals opioid-abhängigen Tieren reaktiviert wird, woraufhin sich in der Folge eine erneute intravenöse Selbstverabreichung von Drogen bei den Tieren einstellt (Koob & LeMoal, 1997).

Dieser tierexperimentelle Befund spiegelt sich auch in vielen klinischen Anamnesen von Patienten wider, die nach einer Abstinenzphase und dem Auftreten verschiedener Stressfaktoren bei mangelnden Stressbewältigungsstrategien wieder einen Drogenrückfall erleiden. In therapeutischer Hinsicht spielt deshalb die Vermittlung von Kompetenz, die zur Bewältigung von belastenden Ereignissen beiträgt, eine entscheidende Rolle, um fehlangepasstes emotionales Erleben zu regulieren.

1.7 Risikofaktoren für die Entstehung einer Abhängigkeit

Wenngleich in den vorangegangenen Kapiteln einige neurobiologische und psychologische Mechanismen skizziert wurden, die bei der Entstehung und Aufrechterhaltung einer Abhängigkeit wirksam sind, so sollte nicht unerwähnt bleiben, dass tierexperimentelle Befunde oft nur einen Teilaspekt süchtigen Verhaltens widerspiegeln können. Darüber hinaus hat sich gerade bei der Suche nach Medikamenten zur Rückfallprophylaxe in der Vergangenheit gezeigt, dass nicht alle aus Tierexperimenten gezogenen Schlüsse auch auf die Behandlung beim Menschen übertragbar sind.

Eine Erklärung hierfür liegt unter anderem darin, dass die Initiierung von Drogenkonsum und die Entwicklung einer Abhängigkeit beim Menschen (und mutmaßlich auch beim Tier) auch spezifischen Einflüssen unterworfen sind, die im individuellen Kontext analysiert werden müssen.

Zu den prädisponierenden Faktoren für die Entstehung von Drogenkonsum, -missbrauch und -abhängigkeit zählt eine Reihe von Risikofaktoren auf genetischer, umgebungsbedingter sowie individueller Ebene.

Entgegen früherer Überzeugungen konnte der starke Einfluss genetischer Ursachenfaktoren bei der Opiatabhängigkeit inzwischen mehrfach gezeigt werden. Die genetische Disposition der Opiatabhängigkeit besteht dabei aus zwei Komponenten: (a) einer allgemeinen und substanzunabhängigen Disposition für Suchterkrankungen und (b) einer substanzspezifischen Komponente. Letztere ist mit zeitbezogenen Umgebungseinflüssen (z.B. Verfügbarkeit von Substanzen wie Heroin) kombiniert.

Die Übertragung der Opiatabhängigkeit innerhalb betroffener Familien folgt keinem Mendelschen Erbgang: Substanzgebundene Abhängigkeitserkrankungen werden deshalb zu den so genannten komplexen Erkrankungen gezählt. Mutmaßlich trägt – wie bei anderen Erkrankungen – eine Vielzahl von Genen zur Entstehung einer Opiatabhängigkeit bei, ohne dass eines dieser Gene einen auffallenden Effekt ausübt (Polygenie). Zwillingsstudien zeigen darüber hinaus, dass mit steigendem Schweregrad des Opiatkonsums und anderer Formen von Substanzkonsum („gefährlicher Gebrauch" > „Missbrauch" > „Abhängigkeit") der Einfluss genetischer Faktoren zunimmt. Das Ausmaß genetischer Faktoren scheint zudem bei Männern und Frauen zu variieren (siehe Franke, 2003, für eine Übersicht).

Es würde den Rahmen dieses kurzen Überblicks sprengen, alle bisher bekannten Risikofaktoren zu erwähnen und die entsprechenden Studien zu diskutieren. Wichtig scheint uns, in diesem Zusammenhang darauf hinzuweisen, dass genetische, umgebungsbedingte und individuelle Risikofaktoren miteinander vernetzt sind und dass neben Risikofaktoren für Suchterkrankungen auch protektive Faktoren auf genetischer, umgebungsbedingter und individueller Ebene existieren. Die Identifikation von risikosteigernden und risikominimierenden Faktoren bei substanzgebundenen Abhängigkeitserkrankungen ist ein Schwerpunkt der psychiatrischen Forschung und wird auch in den kommenden Jahren weiter verfolgt werden.

2 Allgemeine Therapiestrategien bei Suchterkrankungen

Suchterkrankungen und insbesondere Opiatmissbrauch und -abhängigkeit (Lebenszeit-Prävalenz 0,5–1,5 %) sind gekennzeichnet durch einen chronischen Verlauf und ausgeprägte soziale sowie gesundheitliche Folgen, die mit einer hohen Mortalität einhergehen (HIV, Hepatitiden, Überdosierungen). Heroinabhängigkeit geht häufig mit der Abhängigkeit von anderen Substanzen einher (Prägnanztypen sind z.B. Opiate/Cannabis, Opiate/Kokain, Opiate/Benzodiazepine, Opiate/Alkohol), was zur hohen Rückfallfrequenz beiträgt. Bei der Mehrzahl der Betroffenen liegt der Erkrankungsbeginn in der Adoleszenz, woraus eine frühe Invalidisierung und oft lebenslange Beschäftigungslosigkeit resultieren. Wegen der massiven sozialen Beeinträchtigung und daraus erfolgenden ökonomischen Folgeschäden (Beschaffungskriminalität, Verelendung) besteht ein starkes öffentliches Interesse an der Krankheitsbekämpfung.

Die Behandlung von Suchterkrankungen hat im Laufe der letzten fünfzehn Jahre einen grundlegenden Wandel erfahren. Während in der Vergangenheit die Einstellung herrschte, der Patient müsse durch seine Abhängigkeitserkrankung erst im gesellschaftlichen, sozialen und ökonomischen Abseits angekommen sein, um zu begreifen, dass er eine suchtspezifische Therapie benötigt, so geht man aktuell davon aus, dass eine möglichst frühzeitige Diagnosestellung mit entsprechenden Therapieangeboten wichtig ist.

Therapie soll deshalb nicht nur für den chronisch Abhängigen bereitgestellt werden, sondern vielmehr auch für den Patienten, der gefährlichen Substanzkonsum oder Substanzmissbrauch betreibt. Aus diesem Grund orientiert sich die aktuelle Suchttherapie mehr als in der Vergangenheit an den individuellen Bedürfnissen des Patienten, wobei sowohl ambulante, teilstationäre und stationäre Therapiekonzepte unterschiedlicher Dauer und Intensität zum Einsatz kommen können: Nicht jeder Patient muss sich zwingend einer Entwöhnungstherapie unterziehen, um das langfristige Ziel einer dauerhaften Abstinenz zu erzielen. Zudem hat auch die Dauer einer stationären Entwöhnungsmaßnahme im Verlauf der letzten Jahrzehnte zugunsten kurz- und mittelfristiger stationärer Entwöhnungsbehandlungen sowie einem Schwerpunkt in der ambulanten Nachsorge und der ambulanten Rehabilitation abgenommen.

Während in der Vergangenheit von einem so genannten hochschwelligen Therapiekonzept ausgegangen wurde (d.h. die meisten Therapieangebote waren auf Patienten ausgerichtet, die bereits über eine starke Motivation zu einem langfristigen Ausstieg aus der Abhängigkeit verfügen), setzt das aktuelle Konzept der Suchtbehandlung wesentlich niedrigschwelliger an. Das Ziel des niedrigschwelligen Therapiezugangs in das Drogenhilfesystem ist es, möglichst vielen Süchtigen einen Einstieg in den Ausstieg aus der Sucht in Form unterschiedlicher Therapiemaßnahmen anzubieten: offene Gesprächskreise bei Drogenberatungsstellen, Hilfen im Bereich Wohnen, Substitutionsbehandlungen mit Methadon, Beratung sowie schneller Zugang zu qualifizierten Entzugsbehandlungen und Entwöhnungsbehandlungen (1999 wurde in NRW eine Soforthilfe für Drogenabhängige implementiert, die durch das Ministerium für Frauen, Jugend, Familie und Gesundheit gefördert und durch den Landschaftsverband Rheinland koordiniert wurde).

Darüber hinaus hat sich auch der Einsatz von Medikamenten in der Behandlung von Abhängigkeitskranken einem weitgehenden Wandel unterzogen: Kamen Medikamente in früheren Suchttherapiekonzepten nur innerhalb der Entzugsphase zum Einsatz und wurde substanzgebundene Abhängigkeit weniger als medizinisch-psychiatrisches Behandlungsgebiet betrachtet, so geht man heute davon aus, dass gerade die medizinisch-psychiatrische Behandlung von Abhängigkeitskranken von Bedeutung ist und somit eine wichtige Voraussetzung für die sozio-ökonomische Stabilisierung und die langfristige Abstinenz des Patienten schaffen kann. Außerdem kommt nach dem aktuellen Konzept der Behandlung von Suchterkrankungen der medikamentösen und psychotherapeutischen Rückfallprävention ein entscheidender Stellenwert zu. Im Sinne einer Ganzheitlichkeit der Behandlung wird die Therapie unter ärztlicher Leitung von einem interdisziplinären Team durch Nutzung ärztlicher, pflegerischer, psychotherapeutischer und sozialtherapeutischer Möglichkeiten bestimmt. Ziel der Behandlung ist es, gemeinsam mit dem Patienten durch Zusammenarbeit mit anderen Einrichtungen des Suchthilfesystems, einschließlich der Selbsthilfegruppen, individuelle Wege aus der Suchterkrankung zu entwickeln. In Ergänzung dazu können auch alternative Behandlungsverfahren (z.B. suchtspezifische 5-Punkte-Ohrakupunktur) eingesetzt werden.

Auch die Begrifflichkeit des Rückfalls muss unter aktuellen Gesichtspunkten der Suchttherapie differenziert betrachtet werden: Man bezeichnet eine einmalige, umschriebene Abstinenzverletzung, die therapeutisch aufgearbeitet wird und nicht in eine Rückkehr in das alte Verhaltensmuster von Drogenkonsum mündet, als „lapse“, von dem sich der „relapse“, der Rückfall im eigentlichen Sinne, durch kontinuierliche Abstinenzverletzung unterscheidet (siehe auch I.2.1: Modelle zur Entstehung von Rückfällen).

Generell ist jedoch bei der Behandlung von abhängigkeitskranken Menschen wichtig, dass sich die Therapieoptionen sowohl an den jeweiligen Problembereichen des Patienten als auch an dem Grad der Veränderungsbereitschaft des Patienten (z.B. eine abstinente Lebensweise zu führen oder eine Reduktion des Substanzkonsums zuzulassen) orientieren.

Interessant ist in diesem Zusammenhang das Modell von Prochaska und DiClemente (1984) zur Therapiemotivation. Prochaska und DiClemente (1984) haben aufgrund ihrer Beobachtungen an nikotinabhängigen Rauchern verschiedene Motivationsstadien bzw. Stadien der Veränderungsbereitschaft herausgearbeitet, die auch auf andere Formen substanzgebundener Abhängigkeitserkrankungen übertragbar sind.

Es werden fünf Phasen (A–E) individuell unterschiedlicher Dauer unterschieden, die vergleichbar mit einem Zyklus durchlaufen werden.

A) Phase der Absichtslosigkeit (Patient hat noch nicht über eine Änderung seiner Lebensweise nachgedacht; es besteht kein Abstinenzwunsch; so genannte „Vor-Besinnungsphase“).
B) Phase der Absichtsbildung (Patient realisiert eigenen problematischen Substanzkonsum, ist jedoch noch nicht zur konkreten Umsetzung in eine abstinente Lebensweise bereit; so genannte „Besinnungsphase“).
C) Phase der Vorbereitung und Handlungsbereitschaft (Patient informiert sich z.B. über konkrete Hilfsangebote, sucht Beratungsstellen auf).
D) Handlungsphase (Patient setzt den Wunsch zur Abstinenz konkret um).
E) Phase der Aufrechterhaltung einer abstinenten Lebensweise.

Die Phase der Aufrechterhaltung der Abstinenz kann unterschiedlich lange anhalten und führt entweder zu einem langfristigen Ausstieg aus der Abhängigkeit oder zu einem Rückfall. Nach einem Rückfall wird der Zyklus von A nach E erneut durchlaufen. Nicht unerwähnt bleiben sollte, dass in jedem der durchlaufenen Stadien psychotherapeutische Interventionen zur Stärkung der Veränderungsmotivation möglich sind (Miller & Rollnick, 1991). Aufgrund unserer eigenen klinischen Erfahrungen während der Entzugsbehandlung bei Patienten mit Opiatabhängigkeit wird dieser oben beschriebene Zyklus gegebenenfalls mehrfach durchlaufen.

2.1 Kognitive Modelle zur Rückfallentstehung

Ein schlüssiges Modell zur Entstehung eines Rückfalls lieferten Marlatt und Gordon (1985). Die Autoren gehen davon aus, dass eine auslösende Situation (z.B. internale oder externale Stressoren) spezifische drogenassoziierte Erwartungen hervorruft (z.B. Gefühle von Entspannung), die zu einem verstärkten Wunsch der Drogeneinnahme („Suchtdruck", „Drogenhunger", „Craving") führen. Unter dem Einfluss so genannter permissiver Gedanken (z.B. „Ein Mal ist kein Mal"; „Jetzt hast du es dir aber redlich verdient") entsteht somit zunächst eine einmalige Abstinenzverletzung. Bis zu diesem Zeitpunkt handelt es sich zunächst um einen so genannten „lapse" (Vorfall). Die Bewertung dieses Vorfalls durch den Patienten, dass nun sämtliche vorherigen Bestrebungen, eine abstinente Lebensweise zu führen, gescheitert sind (siehe II.3.4.6: „Rückfallschock"), mündet in einen so genannten Abstinenzverletzungseffekt: Der Patient nimmt das altbekannte Konsummuster wieder auf: Es entsteht ein „relapse" (Rückfall).

Beck, Wright, Newman und Liese (1993) haben dieses Modell zur Rückfallentstehung durch die Einbeziehung so genannter Grundüberzeugungen (z.B. Gefühl des Alleinseins) modifiziert, die unter bestimmten Bedingungskonstellationen (z.B. internale oder externale Stressoren) wirksam werden und durch die psychische Befindlichkeit (z.B. Wut, Angst, Niedergeschlagenheit) in der jeweiligen Situation zu automatisch ablaufenden suchtspezifischen Grundannahmen führen. In der Folge entsteht ein nahezu überwältigendes Drogenverlangen, was eine Abstinenzverletzung oder das Vollbild eines Rückfalls nach sich zieht.

2.2 Ziele und Inhalte der Therapie von opiatabhängigen Patienten

Aktuelle Therapieziele bei Suchterkrankungen orientieren sich primär an der Sicherung des Überlebens, der Schadensbegrenzung („harm reduction") sowie der psychosozialen Stabilisierung und sind langfristig auf eine Abstinenz ausgerichtet (Schwoon & Krausz, 1990).

Im Fall der Opiatabhängigkeit besteht die Überlebenssicherung und Schadensbegrenzung in der Behandlung von Folgeschäden und somatischen Begleiterkrankungen, die unter anderem entstehen durch:

- Mangelnde Hygiene bei der Injektion von Opiaten durch Spritzenaustausch (z.B. HIV, Hepatitis-B- und -C-Infektionen) und unsachgemäße Applikation von Opiaten (z.B. Spritzenabszesse, Endokarditiden) und/oder
- Vernachlässigung der Körperpflege und Ernährung.

Teil der Schadensminderung ist auch die Prävention von Folgeschäden, indem Patienten aufgeklärt werden, wie sie sich vor Infektionen und Folgeschäden schützen.

Die Stabilisierung opiatabhängiger Patienten dient der Klärung aktuell bestehender sozialer, juristischer und ökonomischer Probleme und darüber hinaus der Motivation zur Aufnahme weiterführender therapeutischer Maßnahmen.

Zudem sollte der Diagnostik und Therapie akut behandlungsbedürftiger psychiatrischer Erkrankungen (z.B. schizophrene Psychose, Depression, Suizidalität, Angststörung) eine entscheidende Bedeutung zukommen.

Einen ersten Schritt zur Abstinenzorientierung eines opiatabhängigen Patienten kann die Substitution mit Methadon oder Buprenorphin und regelmäßiger psychosozialer Betreuung oder die Entscheidung zur Entzugsbehandlung in dafür qualifizierten Stationen darstellen.

Als langfristiges Ziel einer Behandlung opiatabhängiger Patienten steht die dauerhafte Abstinenz, die durch psychotherapeutische und medikamentöse Behandlungsmaßnahmen im Rahmen einer stationären und/oder ambulanten Rehabilitation erreicht werden kann.

3 Rahmenbedingungen der stationären Entzugsbehandlung, in der die GAMOA-Module etabliert wurden

Die Station FREUD der Klinik und Poliklinik für Psychiatrie und Psychotherapie des Universitätsklinikums Bonn wurde ursprünglich als geschützte Station zur Behandlung akut psychiatrisch kranker Männer (seit 1994 auch Frauen) konzipiert. Seit 1991 wurden zunächst drei Betten für den niedrigschwelligen polamidongestützten Entzug eingerichtet, die im Februar 1996 auf acht Betten erweitert werden konnten. Dies bedeutete zunächst, dass sich acht Patienten zum Drogenentzug und 16 akut allgemein psychiatrisch Kranke (z.B. Suizidgefährdete, Schizophrene, Maniker, Depressive, Demente) gemeinsam auf einer Station befanden.

Wegen dieser Situation war es unumgänglich, für die Patienten im Opiatentzug ein spezielles Tagesprogramm zu etablieren, das neben der klinischen Visite, medizinisch-psychiatrischer und pflegerischer Versorgung sowie Begleittherapien (z.B. Ergotherapie, Sport, Entspannungstherapie) auch ein (zunächst einmal pro Woche stattfindendes) Gruppentherapieprogramm mit suchtspezifischen Themenbereichen umfasste.

Aufgrund der hohen Akzeptanz dieser verhaltenstherapeutisch orientierten Gruppentherapie bei den Patienten wurde das Therapieangebot erhöht: In den Jahren 1997 bis 2005 fand die Gruppentherapie an jedem Werktag statt und erhielt damals auch ihren heutigen Namen: GAMOA (Gruppentherapie zur Abstinenz- und Motivationsstärkung bei Opiat-Abhängigen). Auch mit der grundlegenden Umwandlung der Station im März 1999 in eine ausschließliche qualifizierte niedrigschwellige Opiatentzugsstation mit 14 Betten hat sich am therapeutischen Stellenwert der GAMOA nichts geändert, obgleich sich kontinuierlich reduzierende Personalressourcen im Gesundheitswesen auch eine niederfrequentere Sitzungsabfolge erforderlich machen können.

3.1 Psychiatrische Charakterisierung der Patientengruppe und Diagnostik im Rahmen der Entzugsbehandlung

Im Rahmen eines Forschungsprojektes zu biologischen und psychologischen Bedingungsfaktoren von Abhängigkeitserkrankungen (BMBF 01EB9418/5 und BMBF 01EB9802/0) wurde zwischen 1996 und 2001 zusätzlich zur klinischen Diagnostik ein semistrukturiertes Interview zur Genese von Alkohol- und Drogenabhängigkeit (SIGAD) verwendet, das eine gute Test-Retest- und Interrater-Reliabilität erzielte (Keppel, Dilg & Franke, 2001). Das SIGAD ist eine deutsche Übersetzung und Überarbeitung des in den USA entwickelten SSAGA (Semi-Structured Assessment for the Genetics of Alcoholism; Buchholz, Cadoret, Cloninger, Dinwiddie, Hesselbrock & Nurnberger, 1994) und erlaubt eine Diagnostik nach ICD-10 (WHO, 1991) und DSM-IV (APA, 1994) bzw. DSM-III-R.

Im Folgenden sollen tabellarisch kurz die in Form semi-strukturierter Diagnostik (SIGAD) ermittelten Lebenszeitdiagnosen sowie soziodemographische Variablen von 280 opiatabhängigen

Patienten, die in der Klinik stationär entzogen wurden und an der GAMOA teilnahmen, aufgelistet werden.

Tabelle 1: *Soziodemographische Angaben von 280 opiatabhängigen Patienten*

Alter (Durchschnitt in Jahren)	29,2
Schulbildung (Durchschnitt in Jahren)	9,6
Familienstand – ledig – verheiratet – geschieden – sonstige/keine Angaben	 202 (72,1 %) 29 (10,4 %) 33 (11,8 %) 15 (5,7 %)
Ersterkrankungsalter Heroinabhängigkeit (ICD-10) (Durchschnitt in Jahren)	21,6
Ersterkrankungsalter Alkoholabhängigkeit (ICD-10)	19,8

Tabelle 2: *ICD-10-Diagnosen von Abhängigkeit und Missbrauch bei 280 opiatabhängigen Patienten (Mehrfachdiagnosen möglich)*

Diagnose (ICD-10)	**Anzahl Patienten (%)**
Alkoholabhängigkeit	109 (38,9 %)
-missbrauch	101 (36,1 %)
Haschischabhängigkeit	72 (25,7 %)
-missbrauch	151 (54,0 %)
Sedativaabhängigkeit	111 (39,6 %)
-missbrauch	50 (17,9 %)
Amphetaminabhängigkeit	79 (28,2 %)
-missbrauch	57 (20,4 %)
Kokainabhängigkeit	56 (20,0 %)
-missbrauch	149 (53,2 %)
Opiatabhängigkeit	280 (100 %)

Tabelle 3: *ICD-10-Diagnosen psychiatrischer Erkrankungen bei 280 opiatabhängigen Patienten (Mehrfachdiagnosen möglich)*

Diagnose (ICD-10)	Anzahl Patienten (%)
Depressive Episode (trocken)	24 (8,6 %)
Depressive Episode (im Zusammenhang mit Drogen)	86 (30,7 %)
Manic/Hypomanie	12 (4,3 %)
Angststörung (irgendeine)	29 (10,4 %)
Zwangsstörung	2 (0,7 %)
Anorexie/Bulimie	13 (4,6 %)
Suizidversuche in der Vergangenheit	89 (31,8 %)
Schizophrenieforme Störung/Schizophrenie	3 (1,1 %)

Tabelle 4: *ICD-10-Diagnosen von Persönlichkeitsstörungen (PS) bei 280 opiatabhängigen Patienten (Mehrfachdiagnosen möglich)*

Diagnose (ICD-10)	Anzahl Patienten (%)
Paranoide PS	16 (5,7 %)
Schizoide PS	2 (0,7 %)
Dissoziale PS	44 (15,7 %)
Emotional-instabile PS	13 (4,6 %)
Narzisstische PS	11 (3,9 %)
Anankastische PS	5 (1,8 %)
Ängstliche PS	9 (3,2 %)

3.2 Entwicklung der Gruppentherapie zur Abstinenz- und Motivationsstärkung bei Opiat-Abhängigen (GAMOA)

Unsere primäre Zielsetzung bei der Entstehung der GAMOA war es, eine „offene" Gruppentherapie für opiatabhängige Patienten anzubieten, deren Thematik auf die spezielle Gruppensituation einer niedrigschwelligen qualifizierten Entzugsstation ausgerichtet ist.

Generell bedeutet *Niedrigschwelligkeit* im Zusammenhang mit Entzugsstationen, dass ein Entzug des Patienten ohne weitere Voraussetzungen gewährleistet ist. Im Gegensatz zu hochschwelligen Konzepten wird nicht gefordert, dass der Patient im Anschluss an den Entzug einen Therapieplatz in einer entsprechenden Entwöhnungsklinik antritt oder an einer ambulanten suchtspezifischen Weiterbehandlung teilnimmt.

Der Begriff *qualifiziert* bedeutet, dass es Mitarbeiter der unterschiedlichsten Berufsgruppen gibt (Ärzte, Psychologen, Sozialarbeiter, Pflegepersonal, Ergo- und Entspannungstherapeuten, Krankengymnasten), die sich auf die Arbeit mit Drogenabhängigen spezialisiert haben, wobei die spezialisierte Arbeit zunächst einmal darin besteht, dass die Mitarbeiter den drogenabhängigen Patienten vorbehaltlos gegenüberstehen und motiviert sind, mit drogenabhängigen Patienten zu arbeiten.

Zudem versteht sich qualifizierte Arbeit mit Drogenabhängigen als *Teamarbeit:* Entscheidungen werden vom Stationsteam gemeinsam getragen, wobei Mitarbeiter der einzelnen Berufsgruppen allerdings jeweils über spezielle Kompetenzen verfügen und diese gegenseitig anerkennen. Die Akzeptanz der Teamarbeit ist eine wesentliche Voraussetzung, um Unzufriedenheiten der Therapeuten bei der Arbeit mit den Patienten vorzubeugen.

Qualifizierter Drogenentzug bedeutet außerdem, dass eine adäquate Behandlung der Entzugssymptomatik stattfindet. In den meisten Kliniken wird im Regelfall ein opioidgestützter Entzug (eine so genannte homologe Entzugsbehandlung) praktiziert. Neben einer Analyse der aktuellen Lebenssituation wird eine Einbindung in das regionale Drogenhilfesystem durch gezielte Förderung der Weiterbehandlungsbereitschaft angestrebt. Ein wichtiger Stellenwert kommt dabei der GAMOA zu, wodurch die individuelle Problemanalyse im Einzelgesprächskontakt vorbereitet und erheblich erleichtert wird.

Darüber hinaus liegen die Hauptkompetenzen von qualifizierten Drogenentzugsstationen in der Optimierung der Haltekraft der Patienten. Wie eine Übersicht aus jüngeren Jahren zeigte, konnte durch Einführung der homologen Entzugsbehandlung lediglich die Frühabbruchrate erheblich gesenkt werden, während die Gesamtabbruchrate weiterhin bei 50 % liegt (Gößling, Gunkel, Schneider & Melles, 2001). Die Autoren kamen zu dem Schluss, dass die Vermittlung lohnens- und erstrebenswerter Veränderungsziele wesentlich zur Erhöhung der Haltekraft von qualifizierten Opiatentzugsstationen beiträgt. Gründe, die zu einem vorzeitigen Abbruch der Entzugsbehandlung führen, sind unter anderem:

1. Konsum von Drogen auf der Station (um Drogenfreiheit zu gewährleisten, ist die Durchführung regelmäßiger Drogenscreenings unerlässlich)
2. Angst vor dem Entzug, schwere Entzugserscheinungen (der Einsatz entzugslindernder Medikamente und andere nicht-medikamentöse Verfahren tragen dazu bei, die Angst vor dem Entzug zu nehmen)
3. Langeweile und Leere, Drogengedanken und -gespräche, negative Gruppenstimmung (deshalb ist das Tagesprogramm auf der Station und die Freizeitgestaltung an Wochenenden wichtig, um von aufkommender Langeweile abzulenken und um eine positive Gruppenstimmung zu fördern, die ein Wohlfühlen ermöglicht)
4. Fehlender Halt durch Therapeuten (entscheidend ist es, aktuelle Probleme des Patienten zu bearbeiten und darüber hinaus ein Forum zu schaffen, um suchtspezifische Probleme darzustellen, z.B. im Rahmen der GAMOA).

Statistische Auswertungen der monatlichen Gesamtabbruchrate in der Klinik und Poliklinik des Universitätsklinikums Bonn bis 2005 haben ergeben, dass die Abbruchrate im Durchschnitt bei etwa 40 % liegt. Aus unserer Sicht trägt das Therapiemanual der GAMOA entscheidend dazu bei, die Haltekraft unserer Patienten in der Entzugsbehandlung zu erhöhen (Röttgen, 2005).

Um nachzuvollziehen, in welchem Rahmen die GAMOA in der Klinik und Poliklinik für Psychiatrie und Psychotherapie eingesetzt wurde, soll hier kurz die Charakteristik der Patientengruppe und des allgemeinen Entzugsverlaufs skizziert werden:

1. Patienten, die auf unserer Station behandelt werden, verfügen in aller Regel über geringe Therapievorerfahrungen.
2. Die Mehrzahl der Patienten ist zunächst ausschließlich zu einer Entzugsbehandlung motiviert. Zum Zeitpunkt der Aufnahme haben die meisten Patienten darüber hinaus noch keine konkreten weiterführenden Therapiemaßnahmen geplant oder beabsichtigt.
3. Charakteristischerweise wechselt die Gruppenzusammensetzung, bedingt durch die auf allen Drogenentzugsstationen niedrigen Liegezeiten mit vorzeitigen Entlassungen, sehr rasch.

Die Opiat-Entzugsbehandlung kann grob in drei Abschnitte unterteilt werden:

a) Aufnahmephase (bis maximal zwei Tage nach Aufnahme): In der Aufnahmephase erfolgt nach einem initialen Drogenscreening die Einstellung auf eine homologe Dosis Polamidon oder Methadon (bzw. Buprenorphin). Bei Mehrfachabhängigkeit (Alkohol, Sedativa) und zu erwartendem kompliziertem Entzugsverlauf wird die Behandlung durch Eindosierung von Benzodiazepinen/ Clomethiazol und/oder Antiepileptika unterstützt. Die Aufnahmephase dient primär der Diagnostik und Abklärung somatischer und psychiatrischer Erkrankungen sowie der intensiven Überwachung der Vitalparameter. Bei vorliegender Komorbidität mit behandlungsbedürftigen psychiatrischen Erkrankungen (Depressionen, Ängsten, Psychosen) erfolgt eine Einstellung auf Antidepressiva oder Antipsychotika. Während der Aufnahmephase wird außerdem gemeinsam mit dem Patienten ein individueller Therapieplan vereinbart. Darüber hinaus lernen die Patienten die Stationsregeln und den Stationsablauf kennen.

b) Entzugsphase (bis zu 14 Tagen, bei kompliziertem Verlauf auch länger): In der eigentlichen Entzugsphase werden Polamidon oder Methadon (bzw. Buprenorphin) und gegebenenfalls Benzodiazepine/Clomethiazol schrittweise abgesetzt. Prinzipiell sollen die Patienten gerade während der Entzugsphase in der Lage sein, an begleitenden Therapieangeboten der Station sowie der GAMOA teilzunehmen. Die Dauer der Entzugsphase ist individuell unterschiedlich und von der Menge der konsumierten Substanzen sowie der somatischen und psychiatrischen Komorbidität abhängig. Der Urin der Patienten wird regelmäßig auf Drogen untersucht (Urinabgabe unter Sichtkontrolle zum Drogenscreening).

c) Phase der 0-Tage (drei bis sieben Tage): In dieser Phase erhalten die Patienten weder Polamidon oder Methadon (bzw. Buprenorphin) noch Benzodiazepine und werden auf den Entlassungstag vorbereitet. Die Patienten werden mit ärztlichem Einverständnis entlassen, sofern in ihrem Urin keine Drogen (inklusive Methadon) mehr nachgewiesen wurden und die objektiven Entzugssymptome deutlich nachgelassen haben.

II. Das GAMOA-Therapiemanual

1 Ziele und Methoden

Das Manual ist darauf ausgerichtet, den Gruppenteilnehmern im Rahmen der stationären qualifizierten Entzugsbehandlung psychologische Unterstützung und Bewältigungsstrategien im Umgang mit akuten Entzugssymptomen zu vermitteln, um den Aufenthalt mit Erfolg abschließen zu können.

Ein erfolgreich durchgeführter Entzug stellt den ersten Schritt für eine Abstinenzorientierung für den Patienten dar. Des Weiteren gehen wir davon aus, dass Patienten bereits in der Entzugsphase mit psychotherapeutischer Hilfe an ihrer Veränderungs- und Abstinenzmotivation arbeiten können. Diese Auseinandersetzung verstehen wir als einen kontinuierlichen Prozess, der nicht erst in der Entwöhnungsphase einer Langzeiteinrichtung beginnt. Das vorliegende Manual ermöglicht die Kombination von Entzugs- und Motivationsbehandlung.

1.1 Therapieziele

Folgende übergeordnete Ziele werden in der Gruppentherapie angestrebt:

- ➢ Vermittlung einer Krankheitseinsicht
- ➢ Aufbau von Akzeptanz des eigenen Behandlungsbedarfes
- ➢ Aufbau von Bewältigungsstrategien im Umgang mit akuten Entzugssymptomen
- ➢ Stärkung der Abstinenzmotivation und Veränderungsfähigkeit
- ➢ Erarbeitung und Klärung persönlicher Therapieziele und deren Erreichung
- ➢ Förderung der Selbstwirksamkeitserwartung bzgl. eigener Veränderungen
- ➢ Erhöhung der Kompetenz zur Bewältigung von Risikosituationen.

1.2 Therapeutische Grundannahmen

Die Therapie setzt am Ambivalenzkonflikt des Patienten an: Abstinenzorientierung und -absicht verstehen wir nicht als Vorraussetzung für Therapie, sondern als Ziel. Von besonderer Bedeutung ist die akzeptierende, wertschätzende kongruente Haltung gegenüber der individuellen Entscheidungsfreiheit der Patienten.

Wir verstehen den Patienten „als Experten seiner selbst“: die Suche nach Lösungsmöglichkeiten bedarf jedoch begleitender therapeutischer Unterstützung. Über empathisches aktives Zuhören und geleitetes Entdecken können Diskrepanzen zwischen aktuellem Verhalten und eigenen Zielen entwickelt werden. Argumente, die für eine Veränderung sprechen, kann nur der Patient selbst liefern. Dabei wird Widerstand als interaktionales Phänomen aufgefasst und aufgenommen. Wir versuchen, „Beweisführungen“ zu vermeiden. Die Betonung der persönlichen Entscheidungsfreiheit und der Selbstkontrolle ermöglichen den Aufbau eines therapeutischen Arbeitsbündnisses, in dem selbstmotivierende Aussagen hervorgerufen werden können.

1.3 Therapeutische Allianz

Für Patienten, die Therapie als Bedrohung oder Kränkung empfinden, ist es hilfreich, die Akzeptanz von Psychotherapie zu erleichtern, indem sie durch Informationsvermittlung und Beratung erfahren, dass sie zu jedem Zeitpunkt der Therapie selbst bestimmen, was im therapeutischen „Setting“ passiert.

Grundsätzlich gilt in der Gestaltung der therapeutischen Beziehung, dass negativ-konfrontative Strategien vermieden werden sollten. Patienten sollen nicht „vorgeführt“ („Heißer Stuhl“) oder provoziert werden. Der Therapeut bietet sich als Modell für Empathie, Wertschätzung und Respekt an. Hilfreiche Therapeutenvariablen dafür sind Aufrichtigkeit, Zuversichtlichkeit und Kompetenz. Die Autorität als Therapeut gewährleistet die Einhaltung der Struktur und der Gruppenregeln sowie die Transparenz des Vorgehens. Sie fördert somit ein positives Gruppenklima, in dem sich die Teilnehmer vor Herabsetzungen oder Übergriffen durch andere Gruppenmitglieder geschützt fühlen und einen Rahmen erleben, in dem sich Spannungen und Konflikte besser aushalten lassen.

Therapie-„Mythen“ in Form von „Horrorgeschichten“ begegnen uns auch heutzutage noch und sollten frühzeitig angesprochen bzw. diesbezügliche Sorgen ausgeräumt werden. Für therapieunerfahrene Patienten ist es hilfreich, ihnen zu vermitteln, dass sie hinsichtlich ihrer persönlichen Situation Unterstützung erfahren und an individuellen Zielen und Veränderungsstrategien arbeiten können.

Wir fördern das grundlegende Verständnis dafür, dass Patienten von einer Therapie profitieren können, indem Fähigkeiten reaktiviert und eingeübt werden können, die ihnen helfen, ihre eigenen Ziele besser verwirklichen können.

In diesem Sinne ist Therapie als Mittel zum Zweck zu verstehen und nicht – wie irrtümlich zum Teil noch angenommen – als Selbstzweck.

2 Allgemeiner Aufbau der GAMOA und praktische Umsetzung

Die Teilnahme an der Gruppentherapie ist für die Patienten während ihrer stationären Behandlung verpflichtend. Sollten zur Therapiezeit starke körperliche Beschwerden vorliegen, kann im Einzelfall in Absprache mit dem behandelnden Arzt eine Befreiung von der Teilnahme erfolgen – dies stellt jedoch eine Ausnahme dar. Die Gruppentherapie ist darauf ausgerichtet, auch an den Tagen, an denen es den Patienten entzugsbedingt schlecht geht, unterstützend und entlastend zu wirken.

Das GAMOA-Manual enthält 27 vorstrukturierte Therapiemodule, die fünf übergeordneten Themenbereichen zugeordnet werden können. Für die Durchführung der Module wurden teilweise spezielle Arbeitsmaterialien entwickelt (siehe Anhang).

Die Sitzungen verlaufen stets nach demselben Schema: Zu Beginn wird anhand der Skalen (siehe II.2.3) eine „Blitzlicht-Runde" zur Selbstbeobachtung durchgeführt. Daraufhin wird das Thema der aktuellen Sitzung einführend vorgestellt und anhand des Arbeitsmaterials gemeinsam entwickelt.

Ein entscheidendes Charakteristikum der GAMOA ist im Zusammenhang mit den in Kapitel I.3 aufgeführten spezifischen Besonderheiten der Patienten bzw. dem Ablauf der Entzugsbehandlung (niedrigschwellige Aufnahmebedingungen, relativ kurze Aufenthalte, Therapieabbrüche der Patienten) die Präsentation suchtspezifischer, jedoch in sich abgeschlossener Therapiebausteine, die es Patienten ermöglichen, zu jedem Zeitpunkt in die Gruppe „einzusteigen". Die GAMOA ist für „offene Gruppen" konzipiert, ohne dass umfangreiche Vorgespräche mit den einzelnen Gruppenteilnehmern geführt werden müssen. Die einzelnen Bausteine können vielmehr je nach den Bedürfnissen der jeweiligen Patientengruppe von den Therapeuten zusammengestellt und angewandt werden. Es handelt sich also nicht um ein starres Therapieregime, das „abgespult" oder nach einem bestimmten Schema durchlaufen werden muss, sondern das – wie es von einem aktuellen Suchttherapiekonzept gefordert wird – individuell und am jeweiligen Bedarf orientiert, praktisch umgesetzt werden kann. Gleichwohl schließt die Anwendung der GAMOA nicht aus, dass je nach den Bedingungen anderer Einrichtungen des Drogenhilfesystems (z.B. mehr „geschlossene" Gruppen, Kontinuität im Patientenkontakt) auch Therapiemodule zu übergeordneten Themenbereichen (z.B. Aufbau von Veränderungsmotivation) nacheinander vorgestellt werden können.

Wesentlich bei der Durchführung der GAMOA ist, dass die Patienten den Transfer der Thematik auf ihre individuelle Situation leisten und sich angesprochen fühlen. Unterstützend wirkt sich außerdem der Erfahrungsaustausch einzelner Gruppenmitglieder aus, da hierdurch eine persönliche Auseinandersetzung aller Gruppenmitglieder angeregt wird: Theorie wird für die Patienten lebendig und greifbar.

Die Sitzungen enden mit einem Feedback des Therapeuten und der Patienten und eventuell einem Ausblick auf die kommende Sitzung. Da die einzelnen Module frei kombinierbar und in ihrer Reihenfolge nicht festgelegt sind, wird dem Therapeuten eine Flexibilität der Themenwahl hinsichtlich der Zusammensetzung und Bedürfnislage der Gruppe ermöglicht.

2.1 Struktur der einzelnen GAMOA-Therapiesitzungen

Die GAMOA-Therapiesitzungen finden täglich zur gleichen Zeit statt und sind für eine Zeitspanne von 60 Minuten konzipiert. Hierfür erscheint eine Gruppengröße von sechs bis acht Teilnehmern optimal.

Zu Beginn einer jeden Sitzung erfolgt nach der Begrüßung und der Dokumentation der Namen der Teilnehmer eine Runde, bei der die Gruppenmitglieder anhand einer Auswahl verschiedener Skalen eine kurze Selbstbeobachtung durchführen und ihre momentane Selbsteinschätzung abgeben (siehe II.2.3). Da es sich um eine offene Gruppe handelt, werden nahezu täglich neue Patienten in der Gruppe begrüßt.

Die Neuvorstellung von Patienten in der Gruppe geschieht in strukturierter Form anhand der Beantwortung zweier Fragen:

1. **Was hat Sie bewegt, gerade jetzt zur Behandlung zu kommen?**
   Die Frage dient einer ersten Auseinandersetzung mit der Entscheidung zur Behandlung zwischen den Polen der intrinsischen und extrinsischen Motivation.

Variation der ersten Frage: Wer außer Ihnen hat Interesse daran, dass Sie hier sind?

Die zweite Frage bei der Neuvorstellung in der Gruppe bezieht sich auf die Perspektive nach der Behandlung:

2. **Wie sehen im Moment Ihre Pläne für die Zeit nach dem Entzug konkret aus?**
   Bewusst soll bereits zu Beginn der Behandlung der Fokus auch auf eine mittel- bis langfristige Planung gelenkt werden, um bereits während der Entzugsphase an der Umsetzung individueller mittelfristiger Ziele arbeiten zu können.
   Bestehen zu Beginn der Behandlung keine konkreten Pläne für die Zeit danach, zielt die Frage auf eine Klärung der Situation, in die der Patient nach dem Entzug zurückkehren wird.

Variation der zweiten Frage: Was erwartet Sie draußen, wenn Sie die Entzugsstation verlassen?

2.2 Gruppenregeln

Bei der ersten Teilnahme an der GAMOA erhalten die Teilnehmer schriftlich die Gruppenregeln sowie die Gelegenheit, sich dazu zu äußern:

Frage: Glauben Sie, dass Sie mit der Einhaltung dieser Regeln Schwierigkeiten haben?

Organisatorische Fragen zum Stationsablauf werden nicht im Rahmen der Gruppentherapie aufgegriffen und diskutiert; hierfür stehen andere Diskussionsmöglichkeiten in Form von täglichen Stationsforen oder einer so genannten Abendrunde zur Verfügung.

Tabelle 5: *Auflistung der Gruppenregeln*

Gruppenregeln
1. Ich komme pünktlich um .... zur Gruppe.
2. Während der Gruppensitzung verlasse ich nicht ohne Absprache den Raum.
3. Was in der Gruppe gesprochen wird, bleibt vertraulich in der Gruppe und ich trage es nicht nach außen.
4. Ich lasse den Anderen aussprechen und bemühe mich, ihm zuzuhören. Es kann immer nur einer sprechen.
5. Nebengespräche unterlasse ich. Wenn ich etwas anmerken will oder mich etwas stört, kann ich es in der Gruppe mitteilen oder verschiebe es auf die Zeit nach der Gruppe.
6. Ich beschäftige mich während der Gruppe nicht mit anderen Tätigkeiten wie Essen, Lesen, Schreiben, Werkeln, mit Karten spielen oder Ähnlichem.
7. Ich bestimme selbst nach meinen eigenen Bedürfnissen im Hinblick auf das Thema, ob und was ich sage. Ich bin selber dafür verantwortlich, was ich in dieser Stunde beitragen und erhalten kann.
8. Nicht anwesende Gruppenmitglieder können nicht Thema der Gruppe sein.

2.3 Skalierung zur Selbsteinschätzung

Bei der Skalierung geht es um die Abfrage des aktuellen Standes hinsichtlich verschiedener Aspekte des subjektiven Befindens während der Entzugsbehandlung. Beabsichtigt sind eine Schulung der Selbstbeobachtung und -einschätzung sowie eine differenzierte Betrachtung unterschiedlicher Aspekte des subjektiven Befindens.

Die Skalen lenken weg von dichotomem Schwarz-Weiß-Denken und erleichtern auch sprachlich weniger gewandten Patienten eine Einordnung. Darüber hinaus dienen die Skalen einer Beobachtung und Überprüfung von Veränderungen im Verlauf der Entzugsbehandlung: Fortschritte (z.B. Reduktion von Drogenverlangen) und Rückschritte (z.B. Zunahme von Entzugsbeschwerden) werden wahrgenommen, benannt und können somit analysiert werden.

Es werden auch Zusammenhänge zwischen den einzelnen Skalen individuell deutlich, eventuelle Systematiken und Regelmäßigkeiten lassen sich dadurch gut herausarbeiten.

Stets wiederkehrend werden die Skalen „Stimmung“, „körperliche Entzugsbeschwerden“ und „Suchtdruck“ von den Teilnehmern skaliert; zusätzlich werden ein oder zwei Skalen zur Abstinenzmotivation („Clean-Wille“, „Selbstbestimmung“, „Zuversicht“) und in größeren Abständen eine Einschätzung zur Gruppenatmosphäre sowie in aktuellen Situationen eine Einschätzung zur Abbruchgefahr erfragt.

Abbildung 1: *Beispiel einer Skala: Drogenverlangen*

Auf einer Skala von 0 bis 10: Wie hoch schätzen Sie im Moment Ihren Suchtdruck (Ihr Drogenverlangen) ein?
(Suchtdruck meint Ihr Verlangen zu konsumieren; und zwar vom Kopf her in Form von Gedanken und Bildern.)

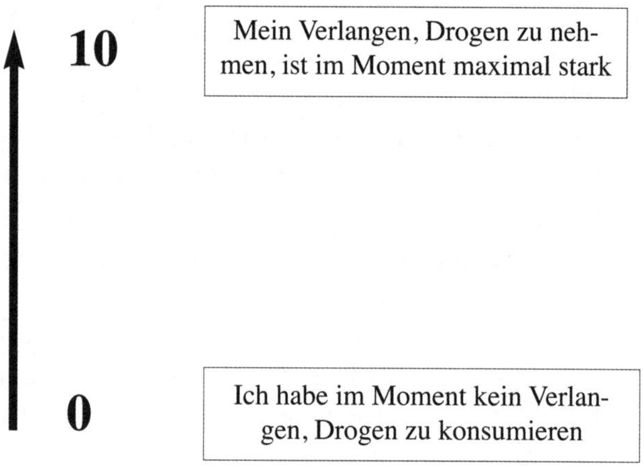

Abbildung 2: *Beispiel einer Skala: Selbstbestimmung*

Auf einer Skala von 0 bis 10: Wie hoch schätzen Sie im Moment Ihre Selbstbestimmung ein?
(Selbstbestimmung meint Ihre Einschätzung, wie viele Anteile für ein drogenfreies Leben in Ihrer Hand liegen; es geht um die momentane Einschätzung Ihrer Überzeugung. Mit dieser Skala ist keine Zukunftsprognose, Garantie oder Ähnliches gemeint.)

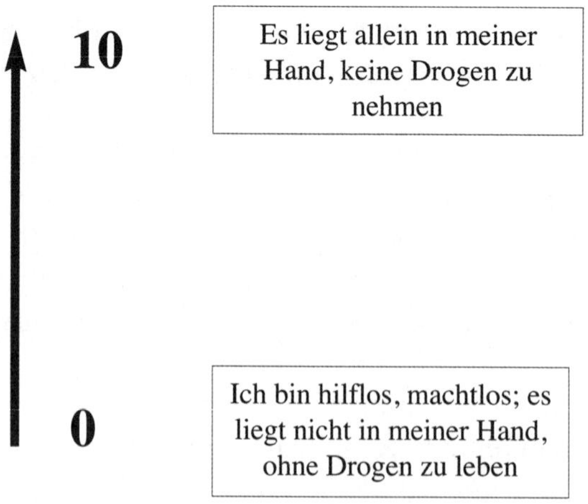

2.4 Wochenrückblick

Eine Anleitung für eine Selbstbeobachtungsübung über den Moment hinaus stellt der *Wochenrückblick* (siehe Arbeitsblatt 2 im Anhang) dar. In dieser Übung werden die Patienten gebeten, anhand des Arbeitsblattes eine differenzierte Rückschau der vergangenen Woche durchzuführen, indem sie sich im Rahmen der Gruppensitzung sowohl positives Erleben (Freude, Hoffnung) als auch das Negative (Ärger, Entmutigung) vergegenwärtigen.

Abbildung 3: *Wochenrückblick*

Was hat mich in dieser Woche ...

... gefreut?

... verärgert?

... enttäuscht?

... hoffnungsvoll gestimmt?

(siehe Arbeitsblatt 2 im Anhang)

3 Die Therapiemodule

Auf den folgenden Seiten werden die einzelnen GAMOA-Module der übergeordneten Themenbereiche Psychoedukation (Kapitel II.3.1), Aufbau von Veränderungsmotivation (Kapitel II.3.2), Umgang mit Drogenverlangen (Kapitel II.3.3), Rückfallprophylaxe (Kapitel II.3.4) und Abstinente Zielaufrechterhaltung (Kapitel II.3.6) konkret vorgestellt. In den einzelnen Modulen werden Verweise auf thematisch angrenzende Module gegeben, wobei nochmals betont werden sollte, dass die GAMOA-Module zeitlich nicht aufeinander aufbauen und deren Anwendung flexibel gestaltet werden kann.

3.1 Themenbereich Psychoedukation

Allgemein soll Psychoedukation betroffenen Patienten Informationen über verschiedene Aspekte einer Erkrankung liefern und somit den gedanklichen Austausch von Problemen und Fragestellungen im Hinblick auf die Krankheitsbewältigung „im Hier und Jetzt" in sachlicher Atmosphäre ermöglichen.

Streng genommen dienen nach diesem Konzept alle GAMOA-Module der Informationsvermittlung und damit der „Psychoedukation" über das Krankheitsbild der Opiatabhängigkeit bzw. Abhängigkeit von illegalen Drogen.

Wir haben ein eigenes Kapitel unter der Überschrift „Psychoedukation" verfasst, das schwerpunktmäßig die Schulung medizinisch-psychiatrischer Sachverhalte im Zusammenhang mit Heroin/Drogenkonsum zum Inhalt hat. Ziel der in diesem Sinne angewandten „Psychoedukation" ist es, Aufklärungsarbeit durch Wissensvermittlung zu leisten. Hierdurch soll die Kompetenz heroinabhängiger Patienten hinsichtlich Krankheitsausmaß, Krankheitsverständnis und therapeutischer Optionen bei der Opiatabhängigkeit selbst oder bei Begleiterkrankungen gestärkt werden.

Die klinische Erfahrung zeigt, dass selbst Patienten mit einer langen Anamnese einer Heroinabhängigkeit erstaunlich wenig über somatische Folgeerkrankungen (z.B. Hepatitiden) wissen. Über die Wirkungsweise von Medikamenten zur Entzugs- oder Entwöhnungsbehandlung bzw. zur Substitution werden innerhalb „der Szene" eine Reihe von Vor- und Nachteilen kolportiert; bei genauer Nachfrage im Rahmen der Therapiegruppen zeigt sich, dass für den Patienten häufig nur wenige substanzielle Informationen verfügbar sind. Für Patienten, die noch nicht vom Drogenhilfesystem erreicht wurden (z.B. ohne Kontakt zu Beratungsstellen, Selbsthilfegruppen oder substituierenden Ärzten), kann die Entzugsbehandlung somit eine erste Möglichkeit zur Informationsvermittlung hinsichtlich medizinisch-psychiatrischer Zusammenhänge bieten.

Um Patienten diese Fakten adäquat zu vermitteln (Vermeiden von „Dozierverhalten" oder Überhäufen des Patienten mit medizinisch-psychiatrischem Fachwissen) und um tatsächlich einen Wissenszuwachs bei Patienten zu erreichen, hat sich die Berücksichtigung folgender Punkte bewährt:

- Auswahl und Vertiefung der Themen unter Berücksichtigung der Gruppenzusammensetzung und des jeweiligen Informationsbedarfs
- Schriftliche Ankündigung des Themas am Vortag (Aushang am „schwarzen Brett" der Station)
- Ergänzung der Therapiesitzung durch „Handouts", welche die Patienten am Ende der Stunde mitnehmen können
- Zu Beginn und am Ende der Stunde genügend Zeit einplanen, um offene Fragen zu beantworten
- Strukturiertes Vorgehen bei der Informationsvermittlung
- Persönliche Fragen einzelner Patienten bezüglich einer spezifischen Problematik im Einzelgespräch im Anschluss an die Therapiesitzung klären.

3.1.1 Drogennotfalltraining

Ziel dieses Moduls ist es, über häufige Notfallsituationen, die im Zusammenhang mit der Einnahme von Drogen stehen, aufzuklären und Strategien zu erarbeiten, die in einem solchen Notfall ergriffen werden können. Wichtig erscheint uns dabei weniger die Vermittlung von anästhesiologischem Spezialwissen als vielmehr die Schulung auch für den medizinischen Laien bezüglich verständlicher Notfallmaßnahmen, um schnellstmögliche Hilfe zu erzielen.

Eine Ankündigung des Themas „Drogen-Notfälle" erfolgt einen Tag vor der geplanten Therapiestunde, um den Teilnehmern die Gelegenheit zu geben, sich ihre persönlichen Fragen zu notieren.

Eine erste Befragungsrunde (fünf bis zehn Minuten) dient der Klärung des Informationsbedarfs der einzelnen Patienten. Die meisten haben bereits selbst einen Drogennotfall erlebt oder aus nächster Nähe gesehen und sind deshalb in der Lage, anschaulich zu berichten.

Nach dem initialen „Brainstorming" werden in aller Regel die folgenden Notfallsituationen genannt:

- Überdosis
- Krampfanfall
- Reaktion auf beigefügte Streckmittel („Shake")
- Paranoide psychotische Episode nach Kokain-Einnahme („Kokain-Paranoia").

Zur Veranschaulichung können die Begriffe auf eine Tafel geschrieben werden. In Tabellenform können die einzelnen Notfallmaßnahmen gemeinsam in der Gruppe erarbeitet werden. Falls möglich, hat es sich als sinnvoll erwiesen, „Handouts" auszugeben. Die Patienten haben dadurch die Möglichkeit, Ergänzungen vorzunehmen, die in der Stunde erarbeitet wurden (z.B. Telefonnummer des ärztlichen Notdienstes in der Region, Telefonnummer der Klinik etc.).

Grundsätzlich sollte den Patienten vermittelt werden, dass es in einer Notfallsituation zunächst wichtig ist, *Ruhe zu bewahren,* um helfen zu können.

Tabelle 6: *Drogennotfall „Überdosis"*

Drogennotfall	**Wie erkennen?**
Überdosis	– Person wird schläfrig/bewusstlos aufgefunden – herumliegende Drogenutensilien – Person ist ggf. als Drogenkonsument bekannt

Maßnahmen bei einer Überdosis:

1. Person ansprechen und prüfen, ob die Person weckbar ist. *(Wie würden Sie das machen?)*
2. Prüfen, ob die Person atmet *(Wie erkennt man, ob eine Person atmet?);* falls Atemstillstand: Atemspende; falls die Person atmet: stabile Seitenlage.
   Hier können auch praktische Übungen zur stabilen Seitenlage eingebaut werden.
3. Bei kühlen Temperaturen: Wärme (mit Decke, Jacke o.Ä.)
4. Notruf 110. Geben Sie beim Notruf nicht „Überdosis" an, sondern „bewusstlose Person", ggf. „Atemstillstand" (die fünf Ws: Was? Wann? Wo? Wer? Warten!)
5. Bei der betroffenen Person bleiben, bis Hilfe eintrifft.
   Spezifisches Problem: Personen, die den bewusstlosen Patienten auffinden, sind oft selbst drogenabhängig und scheuen sich davor, den Notruf zu wählen, da die Befürchtung besteht, dass der eintreffende Notarzt in Polizeibegleitung erscheint.

An dieser Stelle berichten die Patienten häufig, als erste Notfallmaßnahme Kochsalz zu spritzen. Es ist wichtig, darauf hinzuweisen, dass die Injektion von Kochsalz ein „Mythos" ist, der auf keiner medizinischen Grundlage basiert und dem Patienten im Falle einer Überdosis *keine* Hilfe bietet.

Tabelle 7: *Drogennotfall „Krampfanfall"*

Drogennotfall	**Wie erkennen?**
Krampfanfall	– Krampfanfall wird direkt beobachtet (großer epileptischer Anfall mit tonisch-klonischen Zuckungen, ggf. Initialschrei, Einnässen, Zungenbiss)

Maßnahmen bei einem Krampfanfall:

1. Krampfende Person vor Verletzungen schützen: Möbel und Gegenstände aus dem Weg räumen; drohendes Umfallen versuchen abzufangen, d.h. Person vorsichtig auf den Boden gleiten lassen, Kissen o.Ä. unterlegen
2. Person nicht festhalten (Verletzungsgefahr)!

3. Nichts zwischen die Zähne schieben; geeignet wären allenfalls nur weiche Gegenstände (Geldbörse, Packung Taschentücher), *niemals* ein Feuerzeug oder ähnliche harte Gegenstände (Verletzungsgefahr)!
4. der Krampfanfall sollte nach ca. drei bis fünf Minuten vorbei sein. Danach folgt in der Regel Tiefschlaf: In die stabile Seitenlage bringen (s.o.), Atem kontrollieren
5. Notruf (die fünf Ws: Was? Wann? Wo? Wer? Warten!).

Tabelle 8: *Drogennotfall „Reaktion auf beigefügte Streckmittel"*

Drogennotfall	**Wie erkennen?**
Reaktion auf beigefügte Streckmittel („Shake")	– Schlechte Befindlichkeit unmittelbar nach i.v.-Einnahme von Drogen – Schüttelfrost, Zittern – Patient ist in der Regel ansprechbar

Maßnahmen bei einer Reaktion auf beigefügte Streckmittel:

1. Beruhigen über Sprechen
2. Wärmen
3. Bessert sich der Zustand nicht (z.B. Gefahr eines anaphylaktischen Schocks): Notruf (die fünf Ws: Was? Wann? Wo? Wer? Warten!).

Tabelle 9: *Drogennotfall „Paranoide psychotische Episode nach Kokain-Einnahme"*

Drogennotfall	**Wie erkennen?**
Paranoide psychotische Episode nach Kokain-Einnahme („Kokain-Paranoia")	– Person ist nach Kokain-Einnahme extrem ängstlich, misstrauisch, agitiert – Halluzinationen

Maßnahmen bei paranoider psychotischer Episode nach Kokain-Einnahme:

1. Versuchen Sie, die Person über beruhigendes Zureden zur Ruhe zu bringen
2. Schützen Sie die Person vor Unfällen/Selbstmord (z.B. aus dem Fenster springen)
3. Wenn Sie die Person über Ihr Zureden nicht erreichen können und keine Beruhigung eintritt, rufen Sie den Notarzt (die fünf Ws: Was? Wann? Wo? Wer? Warten!).

3.1.2 Kriterien für Abhängigkeit

Ziel dieses Moduls ist die Erarbeitung einer Definition von substanzgebundener Abhängigkeit innerhalb der Patientengruppe und ein Bewusstmachen der Kriterien für Abhängigkeit.

Im ersten Teil der Stunde (fünf bis zehn Minuten) sollen zunächst innerhalb der Gruppe eigene Vorstellungen und Betrachtungsweisen zur Definition des Begriffs „Heroinabhängigkeit" gesammelt werden. Vielfach wird der Begriff Abhängigkeit von Heroin und anderen Drogen ausschließlich auf eine körperliche Entzugssymptomatik („Wenn man Turkey schiebt, dann ist man abhängig") oder auf bestimmte Applikationsarten von Heroin („XY ist ja nicht abhängig, weil er Heroin nur raucht") beschränkt.

Ausgehend von diesen von den Teilnehmern geäußerten Kriterien für Abhängigkeit werden den Gruppenteilnehmern die ICD-10-Kriterien (WHO, 1991) für substanzgebundene Abhängigkeit im Einzelnen vorgestellt. Hierbei hat sich das Austeilen von „Handouts" bewährt (siehe Handout 2 im Anhang), um jedem Patienten die Möglichkeit zu geben, sich die Kriterien auch schriftlich „vor Augen zu führen". Alternativ können die Kriterien auch an einer Tafel für alle sichtbar gemacht werden.

In Ergänzung zu den „neutralen" Beschreibungen der Abhängigkeitskriterien nach ICD-10 sollen nun von den Gruppenteilnehmern persönliche Beispiele für die einzelnen Kriterien zusammengetragen werden. Zusätzlich können in diesem Zusammenhang auch Informationen zum Alter beim erstmaligen Konsum von Heroin und zum Alter beim erstmaligen Auftreten von Entzugserscheinungen, Toleranzentwicklung etc. erhoben werden.

So kann jeder Gruppenteilnehmer für sich selbst und – sofern dies gewünscht wird – auch innerhalb der Gruppe über den individuellen Schweregrad seiner Abhängigkeit reflektieren. Dies kann als Ausgangspunkt für weitere Einzelgesprächskontakte oder zukünftige Gruppensitzungen verwendet werden, die die Thematik „Rückfallprophylaxe" oder „weitere Therapiemöglichkeiten bei Heroinabhängigkeit" beinhalten.

Im Rahmen dieses Moduls können vom Gruppenleiter auch Informationen bezüglich neurobiologischer Mechanismen der Abhängigkeitsentwicklung (siehe Kapitel I.1: Biologische Modellvorstellungen der Opiatabhängigkeit) einfließen.

Zudem kann dieses Modul dazu verwendet werden, auch andere Formen von substanzgebundenen Abhängigkeitserkrankungen (z.B. von Cannabinoiden), die über eine Heroinabhängigkeit hinaus bestehen, zum Gruppenthema zu machen, wenn diesbezüglich Bagatellisierungstendenzen geäußert werden: „Von Cannabis bin ich nicht abhängig, ich rauche nur zum Entspannen."

Anmerkungen zur Durchführung des Moduls:

- Prinzipiell gute Akzeptanz
- Anwendung auch bei (in Bezug auf die kognitive Leistungsfähigkeit) inhomogenen Patientengruppen möglich.

Tabelle 10: *Modul „Abhängigkeitskriterien“*

Allgemeine Kriterien für (Heroin-)Abhängigkeit*	**Eigene Erfahrungen/Alter, zum ersten Mal bemerkt/ ggf. Beispiele ...**
1. Starkes Verlangen nach der Droge („Zwang“, „Drogenhunger“, „Suchtdruck“, „Craving“)	
2. Kontrollverlust oder erfolglose Versuche, drogen-abstinent zu sein	
3. Körperliche Entzugserscheinungen nach Absetzen oder Reduktion der Drogenmenge	
4. Toleranzentwicklung gegenüber den Wirkungen der Droge	
5. Vernachlässigung von Interessen, Verpflichtungen und sonstigen Aufgaben oder viel Zeit für Beschaffung und Konsum	
6. Weiterer Drogenkonsum trotz eindeutig schädlicher Folgen	

Anmerkung: * Nach ICD-10 (WHO, 1991); drei oder mehr Kriterien sind mindestens einen Monat lang zusammen aufgetreten oder drei oder mehr Kriterien haben innerhalb von 12 Monaten wiederholt bestanden.

3.1.3 Hepatitis-Information

Ziel dieses Moduls ist es, Aufklärung über die Übertragungswege der häufigsten Hepatitis-Formen A, B und C zu geben.

Wichtig erscheint uns dabei weniger die Vermittlung von internistischem Spezialwissen zum Krankheitsverlauf und den Therapiemöglichkeiten, sondern vielmehr die Schulung basaler Mechanismen der Hepatitis-Übertragung und präventiver Aspekte.

Eine Ankündigung des Themas „Hepatitis-Information“ erfolgt einen Tag vor der geplanten Therapiestunde, um den Teilnehmern die Gelegenheit zu geben, sich ihre persönlichen Fragen zu notieren.

Eine erste Befragungsrunde (fünf bis zehn Minuten) dient der Klärung des Informationsbedarfs der einzelnen Patienten:

Frage: Welche Informationen möchten Sie persönlich über Hepatitis (Leberentzündung) erhalten?

Die klinische Erfahrung in den Therapiegruppen zeigt, dass neben kompletter Unwissenheit vor allem auch Fehlinformationen zu einzelnen Hepatitisformen, deren Therapiemöglichkeiten sowie Übertragungswegen vorliegen. Manche Patienten möchten aber auch recht detaillierte Angaben über spezielle Fragestellungen wissen (z.B. zur Dosierung von Interferon), die ein umfangreiches Vorwissen vermuten lassen.

Da das Modul zur Hepatitis-Aufklärung dem unterschiedlichen Informationsbedürfnis der gesamten Gruppe gerecht werden soll, werden erst grundlegende Informationen zur Hepatitis in der Gruppe erarbeitet, sodass bei einer anschließenden Diskussion alle Patienten über die gleichen Informationen verfügen.

In einem ersten Schritt werden mehrere Karteikarten nach folgendem Schema auf einem Tisch (für alle gut sichtbar) ausgelegt oder an einer Tafel angebracht:

Abbildung 4: *Modul „Hepatitis-Aufklärung“*

	Hepatitis A	Hepatitis B	Hepatitis C
Erreger			
Übertragungsart/ Infektionsquelle			
Krankheitsverlauf			
Therapiemöglichkeiten			
Schutzmaßnahmen			

Auf einem Stapel befinden sich die passenden Antwortkarten, die farblich auf die Bereiche *Übertragungsart, Krankheitsverlauf, Therapiemöglichkeiten* und *Schutzmaßnahmen* abgestimmt sind. Aufgabe der Patientengruppe ist es, die Antwort in das vorgegebene Schema einzuordnen, sodass am Ende der Stunde eine komplette Tabelle ersichtlich wird (siehe Handout 3 im Anhang). Die Farben der Antwortkarten helfen den Patienten dabei, eine Struktur zu finden.

Der Therapeut „moderiert“ und strukturiert die Zuordnung, gibt Informationen zum Krankheitsbild („Welche Krankheitssymptome hat ein Patient mit einer Hepatitis?“) und beantwortet Fragen, die sich aus dem Zusammenhang ergeben (z.B.: „Was ist eine Zirrhose?“). Er soll darauf achten, dass nicht nur ein „besonders vorgebildeter“ Patient die einzelnen Punkte für die gesamte Gruppe beantwortet, sondern dass sich möglichst viele Gruppenmitglieder an dem Modul beteiligen.

Abschließend sollen die einzelnen Unterschiede der Hepatitis-Formen kurz zusammengefasst werden.

Hinsichtlich der Therapiemöglichkeiten mit Interferon gilt es darauf hinzuweisen, welche Voraussetzungen für eine Interferon-Behandlung konkret vorhanden sein müssen und welche realistischen Therapieziele z.B. mit Interferon verfolgt werden können.

Die Therapiestunde sollte zeitlich so bemessen werden, dass noch Gelegenheit besteht, individuelle Fragen zur Hepatitis zu stellen. Dies dient dem Therapeuten zugleich als Rückmeldung zur Verständlichkeit und zum Verständnis der Hepatitis-Aufklärung (manche Fragen können von den Patienten anhand der gerade bearbeiteten „Tabelle“ selbst beantwortet werden oder der Therapeut kann nochmals auf die „Tabelle“ verweisen).

Hinsichtlich der Übertragungswege besteht häufig Unwissenheit darüber, dass die Übertragung nicht nur über das gemeinsame Benutzen derselben Spritze (so genanntes „needle sharing“), sondern auch über den gemeinsamen Gebrauch von Teilen des so genannten „Bestecks“ (z.B. Filter, Löffel) sowie – was vielen Patienten häufig nicht klar ist – trotz Benutzens einer eigenen Spritze beim Teilen der Drogenmenge (z.B. beim so genannten „frontloading“ oder „backloading“; Varianten des „needle sharings“) unter zwei Konsumenten erfolgen kann (Gölz, 1995).

Im Rahmen dieses Moduls erleben wir immer wieder Patienten, die annehmen, sich bei einer bereits vorliegenden Infektion keinen weiteren Schaden mehr zufügen zu können, wenn sie Spritzen und ähnliche Utensilien mit jemandem teilen, der ebenfalls an Hepatitis C erkrankt ist.

An dieser Stelle können Informationen über andere parenteral übertragbare Infektionskrankheiten genannt werden. Analog zum Hepatitis-Modul bietet es sich an, z.B. ein spezielles Modul zum Thema HIV-Infektion/AIDS zu erarbeiten.

Fokus des Moduls sind konkrete Hinweise zum „Safer use“ und Möglichkeiten einer Einflussnahme auf den Verlauf der Erkrankung durch eine konstruktive Auseinandersetzung mit dem Thema.

Darüber hinausgehende Fragen, die von allgemeinem Interesse sind, werden in der Regel noch in der Gruppenstunde beantwortet (z.B. Schwangerschaft und Hepatitis; Indikation zur Substitutionsbehandlung bei Hepatitis); persönliche Fragen zur individuellen Betroffenheit einer Hepatitis werden hingegen im Einzelgesprächskontakt weiter besprochen.

Wichtig ist, von jedem Patienten nochmals eine Rückmeldung zu erhalten, inwiefern die eingangs aufgeworfene Frage zur Hepatitis in dieser Therapiestunde beantwortet werden konnte.

In der Vergangenheit zeigte sich auch, dass selbst Patienten, die innerhalb eines Jahres mehrmals zur Behandlung aufgenommen wurden, stetigen Informationsbedarf haben und von dem Modul weiter profitieren können.

Schwierigkeiten bei der Durchführung: Aufklärung über Erkrankungsrisiken und schwere Therapieverläufe können bei einzelnen Patienten eine resignative Grundstimmung auslösen („Ich habe sowieso Hepatitis C, was nützt mir dann noch die Entzugsbehandlung und/oder Langzeittherapie?“). Es ist also bei der Durchführung des Moduls auf Vermeidung entmutigender Formulierungen zu achten und dabei trotzdem eine realistische Darstellung des Krankheitsbildes zu liefern.

3.1.4 Therapiemöglichkeiten – Professionelle Hilfe

Im Rahmen dieser Sitzung soll mit den Teilnehmern ein Überblick über das Angebot des professionellen Hilfesystems erarbeitet werden. Ein Erfahrungsaustausch über die Angebote und die Indikationen für einzelne Maßnahmen sollen in der Gruppe erfolgen. Zunächst wird an der Tafel mit den Teilnehmern gesammelt, welche Hilfsangebote sie kennen. Die Sammlung soll anhand der Kategorien „ambulante/stationäre Angebote" aufgeteilt sein. Fehlende Angebote sollen dann – in Anlehnung an die Auflistung in der Tabelle – ergänzt und vorgestellt werden.

Tabelle 11: *Therapiemöglichkeiten – ambulant und stationär*

Ambulant	**Stationär**
– Ambulante Entzugsbehandlung bei suchttherapeutisch erfahrenem Arzt – Ambulante psychiatrische Behandlung bei Begleiterkrankungen (Doppeldiagnosen) – Suchtspezifische Psychotherapie beim niedergelassenen Psychotherapeuten – Einzelgespräche in der Drogenberatung oder Suchtambulanz – Gruppentherapie in der Drogenberatung (Motivations-, Therapievorbereitungs-, Nachsorgegruppe u.a.) – Nemexin-Behandlung mit begleitendem psychotherapeutischem Angebot – Substitutionsbehandlung (vorübergehend oder längerfristig) mit psychosozialer Begleitung – Aids-Hilfe – Junkie-Bund – Selbsthilfegruppen	– Qualifizierte stationäre Entzugsbehandlung – Stationäre psychiatrische Behandlung bei Begleiterkrankungen (Doppeldiagnosen) – Langzeitentwöhnungstherapie – Kurzzeittherapie – Wiederauffrischungstherapie – Nachsorge/Adaption – Betreutes Wohnen in Wohngemeinschaft – Betreutes Einzelwohnen in eigener Wohnung – Lebensgemeinschaften (wie „Synanon") – Übergangseinrichtungen, -wohnheime

In diesem Zusammenhang gilt es darauf hinzuweisen, dass gerade eine Kombination verschiedener ambulanter Angebote sinnvoll sein kann.

3.1.4.1 Was erwartet mich in einer stationären Entwöhnungstherapie?

In dieser Sitzung sollen die Rahmenbedingungen und die strukturellen Merkmale einer Langzeitentwöhnung vorgestellt und diskutiert werden. Für viele ist der Wechsel aus der Entzugsstation in die Langzeittherapie mit Ängsten und Nervosität verbunden.

Besonders bei der ersten Therapie ist die Unsicherheit besonders groß. Fragen wie: *„Was erwartet mich dort?“, „Wie wird es sein?“*, sollen im Rahmen dieser Gruppensitzung aufgegriffen werden. Vorurteile und Mythen sollen in diesem Rahmen korrigiert werden.

Strukturierung der Sitzung:

- Anzahl der Plätze, Geschlechterverteilung, Besonderheiten (z.B. mit Kindern, Paare)
- Phasen der Therapie: Orientierungsphase, Stammphase, Ablösungsphase
- Tagesablauf/Wochenplan
- Psychotherapeutisches Konzept und eventuelle Besonderheiten (Komorbiditätsbehandlung, Psychopharmakotherapie, russischsprachige Therapeuten)
- Regeln.

Die einzelnen Punkte sollen zunächst vom Therapeuten vorgestellt und dann mit Erfahrungsberichten von therapieerfahrenen Gruppenteilnehmern ergänzt werden. Die Auseinandersetzung soll dazu anregen, zu reflektieren, welche Einrichtung für den Einzelnen geeignet sein könnte.

Wie kann ich bereits am Anfang dafür Sorge tragen, dass ich mich in der Einrichtung wohl fühle oder die Therapie auch abschließe?

Kontroverse Diskussionen entstehen meist bei der Erläuterung der Regeln, besonders bei der „Mitwisserregel“, die besagt, dass Regelverstöße mitgeteilt werden müssen. Für viele bedeutet dies „zinken“ oder „verpetzen“, was gegen ihren „Ehrencodex“ ist. Dabei existiert häufig die Vorstellung, dass bei Wissen eines Regelverstoßes der Mitpatient vor allen anderen Patienten bloßgestellt werden müsse. Daher sollten verschiedene Möglichkeiten im Umgang mit Regelverstößen von Mitpatienten vorgestellt werden (der Mitpatient soll den Verstoß selbst mitteilen; sich an den Einzeltherapeuten wenden; Unterstützung in der Kleingruppe suchen ...).

3.1.4.2 Was bringt mir eine stationäre Entwöhnungstherapie?

Diese Gruppensitzung soll dazu dienen, sich Gedanken zu eigenen Therapiezielen zu machen. Das Herausarbeiten von Eigenverantwortung und Autonomie im Therapieprozess ist für therapieunerfahrene Patienten von besonderer Bedeutung. Zum Teil herrscht noch die Vorstellung, dass Therapeuten durch eine Art „Röntgenblick“ wüssten, was für den jeweiligen Patienten das Richtige ist und an welchen Zielen er in der Therapie zu arbeiten habe. Von Bedeutung ist daher eine Sensibilisierung für die Eigenverantwortung und Selbstbestimmung, die Einflussnahme auf die Ziele und den Verlauf des therapeutischen Geschehens. Eine Konkretisierung des übergeordneten Ziels *„Ich will clean werden“* soll anhand von Fähigkeiten, die eine zufriedene Abstinenz ermöglichen, erfolgen. Zur Anregung dient das Arbeitsblatt mit vorgegebenen Therapiezielen, die hinsichtlich ihrer persönlichen Relevanz zu beurteilen sind.

Tabelle 12: *Modul „Beurteilung vom Bedeutungsgrad der Therapieziele"*

Nachfolgend finden Sie eine Auflistung möglicher Therapieziele. Bitte beurteilen Sie, wie wichtig die genannten Ziele für Sie persönlich sind:

Das Therapieziel	**ist für mich ... sehr wichtig**	**ist für mich ... nicht so wichtig**	**ist für mich ... gar nicht wichtig**
1. Mit dem Verlangen nach Drogen umgehen können, ohne rückfällig zu werden			
2. Probleme anpacken, statt sie hinauszuschieben			
3. Meine körperlichen Grenzen besser akzeptieren können			

(ausführliche Darstellung siehe Anhang, Arbeitsblatt 3)

3.1.5 Substitutionsbehandlung

Im Rahmen dieses Moduls, das sich als Vertiefung der allgemeinen Thematik „Therapiemöglichkeiten – Professionelle Hilfe" (Kapitel II.3.1.4) anbietet, sollen die Indikationen sowie die therapeutischen Möglichkeiten und Rahmenbedingungen für eine Substitutionsbehandlung vermittelt werden.

Zunächst einmal mag es widersprüchlich wirken, Patienten während einer stationären Entzugsbehandlung von Opioiden über die therapeutische Option der ambulanten Substitution mit Opioiden (Methadon/Buprenorphin) zu informieren. Gerade auf einer qualifizierten Entzugsstation ist es wichtig, Patienten für eine Abkehr von der Illegalität und Beschaffungskriminalität hin zu einer Drogenabstinenz zu motivieren. Nicht für alle Patienten ist die Drogenabstinenz direkt im Anschluss an eine Entzugsbehandlung eine realistische Zielsetzung, sodass wir Patienten die Möglichkeit bieten, über verschiedene Behandlungskonzepte nachzudenken. Substitution ist dabei – neben einer Reihe anderer Behandlungskomponenten – nur ein Teilbereich (siehe Modul II.3.1.4: Professionelle Hilfen).

Zu Beginn der Stunde bietet es sich als Einstieg an, zunächst verschiedene Standpunkte innerhalb der Patientengruppe berichten zu lassen. Die klinische Erfahrung im Rahmen der GAMOA zeigt, dass eine Reihe von Patienten explizite Vorbehalte gegen die Substitutionsbehandlung haben *(„Die Abhängigkeit besteht weiter", „Der Entzug nach längerer Methadon-Einnahme ist viel schwerer im Vergleich zum Entzug, wenn ich nur Heroin konsumiere", „Methadon bringt nicht den Kick. Deshalb haben auch alle Leute Beikonsum", „Substitution macht mich vom Arzt abhängig")*. Deshalb scheint eine Auseinandersetzung über Sinn und Zweck einer solchen Therapiemaßnahme sinnvoll.

Um allen Patienten eine möglichst objektive Sichtweise der Substitutionsbehandlung zu vermitteln, empfehlen sich als Einstieg in das Thema Fragen nach folgendem Schema:

- *Wie viele der Patienten wurden unmittelbar im Vorfeld der Entzugsbehandlung substituiert? Mit welcher Substanz?*
- *Wer hat früher einmal Erfahrungen mit der Substitutionsbehandlung gemacht?*
- *Was waren Gründe, die Substitution zu beginnen?*
- *Welche Gründe haben zu einem Beenden der Substitutionsbehandlung geführt?*

In einem weiteren Schritt sollen dann allgemeine Richtlinien zur Substitutionsbehandlung in der Gruppe erarbeitet werden.

Welche körperlichen Erkrankungen können durch Substitution opiatabhängiger Patienten verhindert werden?

Stichworte: Schadensvermeidung/-minimierung – Überlebenssicherung

- i.v. übertragbare Erkrankungen (Hepatitis B und C, HIV) und deren Folgeerkrankungen
- Abszesse durch unsauberes Injizieren
- Sonstige somatische Folgeerkrankungen durch unsachgemäßes oder unsauberes Injizieren (erworbene Herzklappenfehler, Thrombosen, Embolien u.a.).

Was kann durch die Substitution opiatabhängiger Patienten ermöglicht oder verbessert werden?

Stichworte: soziale Reintegration

- Wegfall der Beschaffungskriminalität, Prostitution u.a.
- Abkehr aus der Illegalität möglich
- Möglichkeit zur Inanspruchnahme weiterführender suchttherapeutischer Maßnahmen
- Arbeitsfähigkeit
- Anerkannte Maßnahme nach § 35 (Therapie statt Strafe).

Welche Rahmenbedingungen einer Substitutionsbehandlung sind erforderlich?

- Arzt-Patienten-Vertrag über Therapieziele (kurz-, mittel- und langfristig) und Behandlungsbedingungen vor Aufnahme der Substitution
- Anamnese und körperliche Befunderhebung
- Diagnostik und Therapie körperlicher und psychiatrischer Begleiterkrankungen
- Regelmäßige unangekündigte Urinkontrollen, um Nebengebrauch („Beikonsum") zu kontrollieren
- Psychosoziale Begleitung (psychiatrisch, psychotherapeutisch, soziotherapeutisch) über eine Drogenberatungsstelle
- Erstellung eines individuellen Therapieplans (Substitution als Bestandteil eines umfassenden Therapiekonzeptes)
- Geschultes Personal, das vorbehaltlos, jedoch durchaus mit „kritischer Distanz" mit den Patienten arbeitet.

In welchen Fällen ist eine Substitution indiziert?

- Behandlung einer Opiatabhängigkeit, Stabilisierung des Gesundheitszustands; Ziel: schrittweise Wiederherstellung der Abstinenz
- Bei schweren Erkrankungen, die neben einer Opiatabhängigkeit bestehen
- Während der Schwangerschaft und nach der Geburt
- Wenn Abstinenzversuche unter ärztlicher Kontrolle keinen Erfolg gebracht haben
- Wenn eine drogenfreie Therapie derzeit nicht durchgeführt werden kann
- Wenn die substitutionsgestützte Behandlung im Vergleich zu anderen Therapieoptionen die größte Chance zur Besserung bietet.

Welche Präparate sind zur Substitution opiatabhängiger Patienten zugelassen?

- L-Polamidon® (L-Methadon), D-/L-Methadon
- Subutex® (Buprenorphin), Suboxone® (Buprenorphin + Naloxon)*

Im Anschluss an diese allgemeinen und grundlegenden Informationen zur Substitutionsbehandlung kann – wenn gewünscht – eine Erläuterung der Unterschiede zwischen Methadon und Buprenorphin eingefügt werden. Falls dies erfolgen soll, bietet es sich an, eine kurze Erklärung über Opioidrezeptoren im Gehirn und die Wirkungsweise der Opioide voranzustellen (siehe Abbildung 5).

Tabelle 13: *Unterschiede zwischen Methadon und Buprenorphin*

	Methadon	**Buprenorphin**
Einnahmemodus	täglich oral	täglich sublingual (Tablette muss bis zur völligen Auflösung fünf bis zehn Minuten unter der Zunge belassen werden)
Wirkung	reiner Opioid-Rezeptor-Agonist	partieller μ-Opioid-Rezeptor-Agonist mit antagonistischer Wirkung am κ-Rezeptor
Vorteil	Einstellung auf Methadon durch rein agonistische Wirkungsweise relativ einfach	– breitere Sicherheitsspanne/geringes Überdosierungsrisiko – Patienten berichten über weniger „Mattigkeit“ im Vergleich zu Methadon (NW: Schlafstörungen)
Nachteil		Umstellung von Heroin oder Methadon auf Buprenorphin kann Entzugssymptome auslösen – vorherige Abdosierung von Methadon notwendig – erste Einnahme von Buprenorphin frühestens sechs Stunden nach letzter Heroin-Einnahme und frühestens nach mehr als 24 h nach letzter Methadoneinnahme

* Aus Gründen der Vereinfachung werden im Folgenden nur die beiden Wirkstoffe Methadon und Buprenorphin genannt.

Abbildung 5: *Unterschiedliche Wirkungsweise von Buprenorphin und Methadon*

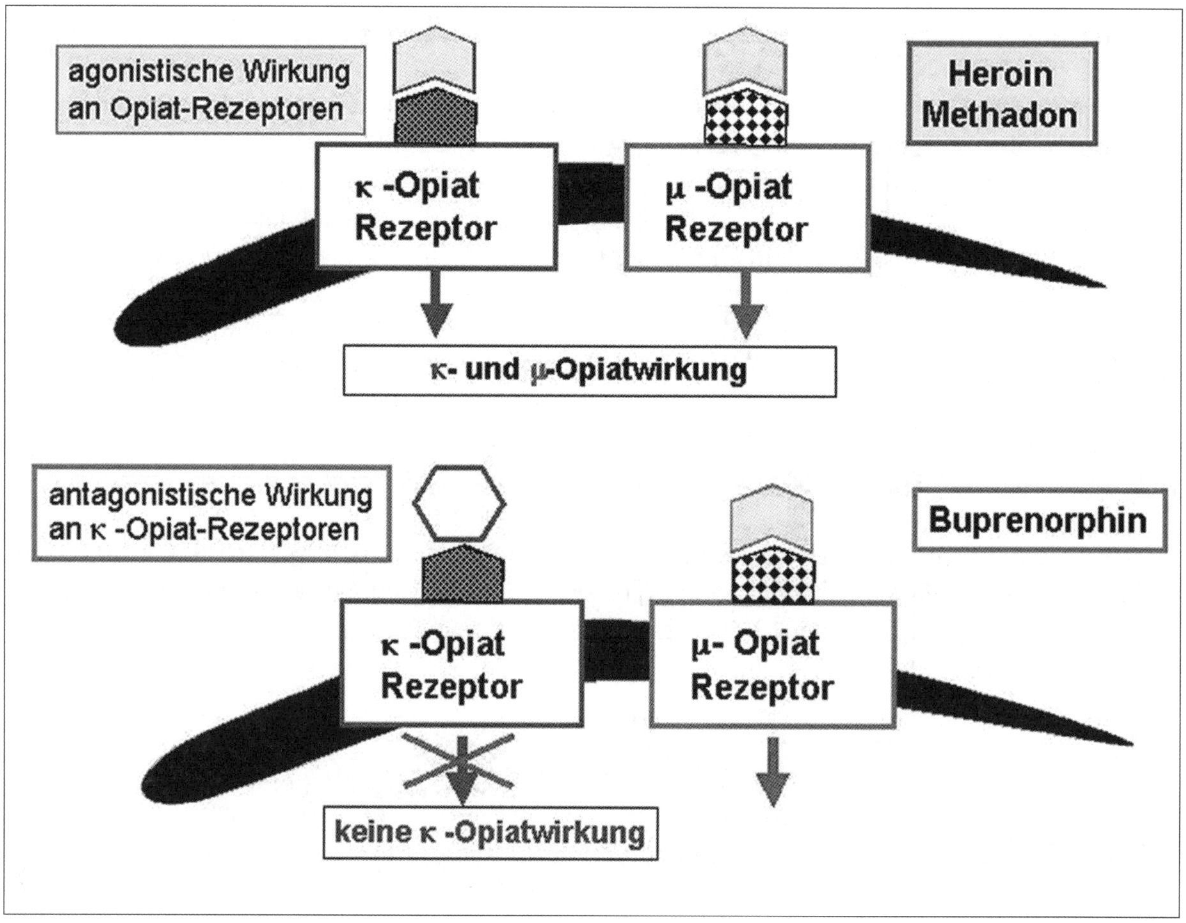

Probleme bei der Durchführung:

➢ Von den Patienten wird kritisch angemerkt, dass sie sich in der Entzugssituation nicht mit der Thematik Substitution beschäftigen wollen, da sie ja die Absicht haben, von Drogen abstinent zu leben. In diesem Zusammenhang hat es sich bewährt, das Thema „Substitutionsbehandlung" vorab auf der Station anzukündigen und die Teilnahme an dieser Gruppenstunde „auf freiwilliger Basis" zu gestalten. Oftmals erfährt das Thema auf diese Weise eine erstaunliche Resonanz.

➢ Das Modul kann problemlos auf zwei Sitzungen verteilt werden, mit einem ersten Teil, in dem ausschließlich allgemeine Aspekte der Substitution angesprochen werden, und einem zweiten Teil, in dem neben der Erläuterung medizinisch-theoretischer „Grundlagen" (Opioidrezeptoren) spezifisch auf die beiden Substitutionsmittel Bezug genommen wird und Fragen beantwortet werden können.

➢ Vielen Patienten ist der Unterschied zwischen „Subutex" (Buprenorphin) und „Nemexin" (Naltrexon; siehe nachfolgendes Kapitel) unklar. Es bietet sich deshalb an, die beiden Module in engem zeitlichem Zusammenhang durchzuführen.

3.1.6 Behandlung mit Opioidantagonisten (Naltrexon)

Ziel dieses Moduls ist die Vermittlung von Informationen über die Behandlung mit dem Opiatantagonisten Naltrexon („Nemexin") bei opiatabhängigen Patienten nach erfolgreicher Entzugsbehandlung bezogen auf:

➢ den Wirkungsmechanismus von Opiatantagonisten
➢ die allgemeinen Voraussetzungen der Behandlung mit Opiatantagonisten
➢ Nebenwirkungen und Risiken der Behandlung.

Ähnlich wie auch bei anderen Modulen hat es sich bewährt, das Thema einen Tag vor der geplanten Therapiestunde anzukündigen, damit den Patienten die Gelegenheit gegeben ist, sich auf das Thema durch gezielte Fragen vorzubereiten.

Eine erste Befragungsrunde (fünf bis zehn Minuten) dient der Klärung des Informationsbedarfs der einzelnen Patienten.

Frage: Welche Informationen möchten Sie persönlich über die Behandlung mit Naltrexon erhalten? Haben Sie persönlich schon einmal über eine solche Behandlung nachgedacht?

Um dem unterschiedlichen Informationsbedürfnis der gesamten Gruppe gerecht zu werden, sollten zunächst die Grundlagen der Wirkungsweise von Opiaten im menschlichen Gehirn allgemein verständlich dargestellt werden.

Für eine solche Darstellung eignet sich eine initiale Frage-Antwort-Runde, die vom Therapeuten moderiert wird und in etwa die folgenden Aspekte berücksichtigt (siehe auch Abbildung 6):

➢ Heroin und Methadon bezeichnet man als Opiate
➢ Wirkung der Opiate: Schmerzstillung, Euphorie, Hustendämpfung u.a.
➢ Opiatwirkung wird durch bestimmte Stellen im Gehirn, so genannte „Andockstellen", den Rezeptoren, vermittelt: Es gibt spezielle Opiatrezeptoren im Gehirn und auch im übrigen Körper. Das Opiat gelangt an diese Opiatrezeptoren und kann erst dadurch wirksam werden. Ohne diese Rezeptoren sind Opiate somit völlig wirkungslos (vergleichbar einer Tür, die verschlossen ist und erst geöffnet werden kann, wenn man den passenden Schlüssel hat).
➢ Opiatantagonisten wie Naltrexon „sehen ähnlich aus" wie Opiate. Naltrexon gelangt also ebenfalls an den Opiatrezeptor und bleibt an ihm haften. Allerdings: Naltrexon ruft dort keinerlei Wirkung hervor, sondern blockiert den Opiatrezeptor.
➢ Wird nun doch ein Opiat eingenommen, kann es keine Wirkung erzielen, denn der Rezeptor ist durch Naltrexon bereits besetzt.

Nach Erläuterung dieser Grundkenntnisse schließen sich die folgenden Fragen an:

Welche Bedeutung kommt dem Naltrexon bei der Behandlung von opiatabhängigen Patienten zu?

Hier wird meist von den Patienten erwähnt, dass es ein Medikament ist, das bei Heroin-Überdosierungen verabreicht wird; gelegentlich wissen Patienten auch, dass Naltrexon für die Ultrakurz-Entgiftung in Narkose verwandt wird.

Abbildung 6: *Wirkungsweise von Opiat-Antagonisten*

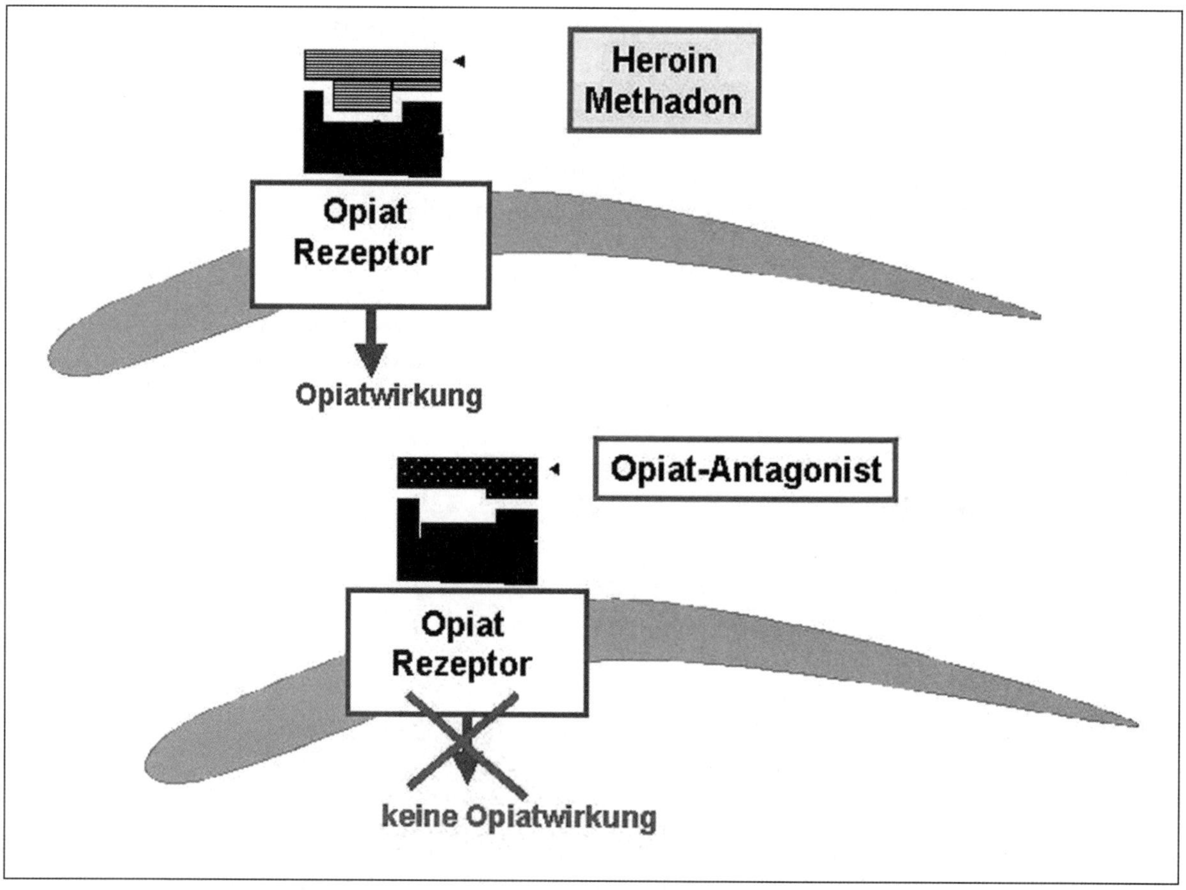

Welche Funktion hat Naltrexon bei opiatabhängigen Patienten, die eine Entgiftung erfolgreich abgeschlossen haben?

An dieser Stelle kommen die eigentlichen Verständnis-Probleme der Patienten zutage. Manche Patienten glauben, dass durch Naltrexon der Opiatrückfall gänzlich ausgeschlossen ist. Einige sind der Ansicht, es reiche aus, sich vom Hausarzt – ohne weitere therapeutische Begleitung – eine Packung Naltrexon verschreiben zu lassen. Bewährt hat sich deshalb die Erläuterung des therapeutischen Einsatzes von Naltrexon an einem Beispiel (siehe Tabelle 14):

Tabelle 14: *Erläuterung des therapeutischen Einsatzes von Naltrexon bei zwei Patienten*

	Patient 1	**Patient 2**
Entzugsbehandlung abgeschlossen	ja	ja
anschließende Behandlung	Naltrexon-Therapie + ambulante Psychotherapie	keine Behandlung
rückfallgefährdende Situation	Suchtdruck Gedanke an Heroin	Suchtdruck Gedanke an Heroin
Heroin-Konsum („Vorfall")	Heroin ist wirkungslos	Patient verspürt positive Heroin-wirkun
weiterer Verlauf	– Aufarbeitung der Bedingungen des „Vorfalls" mit Therapeuten – Aufrechterhaltung der Abstinenz möglich, da positive Wirkung von Heroin ausblieb – kein/geringer Suchtdruck	– „Vorfall" bleibt unbearbeitet – Aufrechterhaltung der Abstinenz erschwert, da positive Wirkung von Heroin wieder gespürt – verstärkter Suchtdruck
Rückfallgefahr	geringer	größer

Die folgenden Punkte sollten Erwähnung finden:

- Naltrexon ist ein Medikament zur „Abstinenz-Unterstützung".
- Naltrexon kann weder den Konsum von Opiaten verhindern noch den kompletten Rückfall.
- Naltrexon ist nur in Kombination mit einer psychotherapeutischen Begleitung und unter ärztlicher Überwachung sinnvoll einsetzbar. Der Arzt sollte Erfahrung in der Suchtbehandlung aufweisen.

Für welche Patienten ist die Behandlung mit Naltrexon überhaupt geeignet?

- Patienten mit Opiat-Monoabhängigkeit und kurzer Rückfalldauer
- Patienten, die über ein stabiles soziales Netz (Beruf, Familie, Freundeskreis) verfügen; überwiegend „Clean-Kontakte"
- Tragfähige Beziehung zum Therapeuten
- Definiertes Behandlungsziel erforderlich
- Patient muss das Prinzip der Therapie für sich annehmen können.

Für o.g. Patientengruppe kann die Behandlung mit einem Opioidantagonisten eine Alternative zu einer stationären Entwöhnungsmaßnahme darstellen.

Es ist wichtig, darauf hinzuweisen, dass Mehrfachabhängige oder Patienten, die zwar planen, von Opiaten abstinent zu bleiben, den Konsum von anderen Drogen aber beibehalten wollen (oder nicht sicher ausschließen können), für eine Einstellung auf Naltrexon nicht geeignet sind.
Auf die Gefahr einer lebensbedrohlichen Opiatvergiftung muss ebenso hingewiesen werden, wenn große Mengen von Opiaten unter Naltrexon-Behandlung eingenommen werden. Der Patient muss vorher schriftlich über die Gefährdung aufgeklärt worden sein.
In jedem Fall sollten nur solche Ärzte die Behandlung mit Naltrexon beginnen, die sich in der Suchtbehandlung und mit dem Medikament Naltrexon auskennen und die die Compliance ihres Patienten sicher abschätzen können.

Welche Haupt-Nebenwirkungen von Naltrexon sind zu beachten?

- ➢ Allergien
- ➢ Appetitlosigkeit, Schlafstörungen
- ➢ Anstieg der Leberenzyme
- ➢ Übelkeit, Erbrechen, Verdauungsstörungen.

3.1.6.1 Weiteres Einsatzgebiet der Opiatrezeptorenblocker

Kombination von Buprenorphin und Naloxon als Substitutionsmedikament: Naloxon ist ähnlich wie Naltrexon ein Opioidantagonist. Naloxon wird z.B. in der Notfallmedizin bei einer Opiatintoxikation eingesetzt. Die Antagonisierung an Opiatrezeptoren bei parenteraler Verabreichung hat man sich zunutze gemacht, um eine missbräuchliche Verwendung von Buprenorphin im Rahmen der Substitution zu verhindern.

Am Ende der Therapiestunde sollte nochmals Gelegenheit gegeben werden, Fragen zu stellen. Interessant ist auch, die eingangs aufgeworfene Frage („Wer möchte eine Behandlung mit Naltrexon beginnen?") nochmals zu stellen und die Gründe für etwaige Meinungsänderungen in die eine oder andere Richtung zu erfahren.

Anmerkung zum Modul: Der Einsatz dieses Moduls kann sich anbieten, nachdem z.B. Module zum Rückfallgeschehen oder der „Klassischen Konditionierung" mit den Patienten bearbeitet wurden.

3.2 Themenbereich Aufbau von Veränderungsmotivation

Übergeordnetes Ziel der Module dieses Kapitels ist der Aufbau von Veränderungsbereitschaft. Abstinenzmotivation ist nach unserem Verständnis keine Voraussetzung zur Behandlung, sondern Ziel unserer Arbeit. Ansatzpunkt ist der Ambivalenzkonflikt des Patienten. Dieser soll im Rahmen der Gruppensitzungen herausgearbeitet und verdeutlicht werden. Der Schwerpunkt liegt auf einer Förderung positiver Bewertungen abstinenten Verhaltens. Der Konsum illegaler Drogen führt in der Regel innerhalb von Sekunden zu positiver, erwünschter Wirkung, wohingegen die positiven Effekte des drogenfreien Lebens sich eher mittel- bis langfristig einstellen.

3.2.1 Pro und Contra

Dieses Modul dient dazu, Gründe für und gegen den Drogenkonsum und die Abstinenz zu sammeln und bewusster zu machen.

Tabelle 15: *Modul: Pro und Contra „Drogenkonsum“*

Leben mit Drogen		drogenfreies Leben	
Vorteile	**Nachteile**	**Vorteile**	**Nachteile**

Das Arbeitsblatt wird zu Beginn der Gruppensitzung ausgeteilt und von den Teilnehmern zunächst einzeln ausgefüllt. Die Punkte werden dann in der Gruppe gesammelt. Es ist darauf zu achten, dass nicht nur die sozial erwünschten Kategorien gründlich bearbeitet werden. Je nach Beteiligung der Teilnehmer werden weitere Vor- und Nachteile gemeinsam gesammelt. Um dies zu erleichtern, bietet sich das strukturierte Erfragen von Bereichen wie Gesundheit, Selbstwertgefühl und psychische Befindlichkeit, Beruf, finanzielle Situation, Partnerschaft, Sexualität, Familie, Freundeskreis und Freizeitgestaltung an.

In der anschließenden Diskussion werden die Vor- und Nachteile abgewogen und auf ihre mögliche Wirksamkeit und Präsenz in Risikosituationen hin untersucht.

Eine entscheidende Bedeutung kommt der Kategorie „Nachteile der Abstinenz“ zu, da diese – gemäß dem Motto *„Wenn ich erstmal clean bin, läuft alles von alleine“* – oft weniger gründlich bearbeitet wird. Gerade zum Zeitpunkt des Entzugs sind mögliche Schwierigkeiten aufgrund aufkommender Langeweile, Frustrationen, eingeschränkter emotionaler Erlebnisfähigkeit und fehlender drogenfreier Sozialkontakte bei vielen Patienten noch unreflektiert. Hinzu kommt das bereits erwähnte Fehlen von Bewältigungsstrategien für bestimmte Aufgaben und Gefühlszustände.

Diese Spalte der Vier-Felder-Tafel kann auch genutzt werden, um konkrete Therapieziele abzuleiten: *„Welche Fähigkeiten brauche ich, um zufrieden drogenfrei zu leben?"*

3.2.2 „Zukunftswerkstatt"

Ziel des Moduls ist die Auseinandersetzung mit eigenen Zielen und Träumen.

Hierzu werden zeitliche Anhaltspunkte vorgegeben. Jeder bearbeitet zunächst alleine das Arbeitsblatt; in der Gruppe wird dann besprochen, wie es jedem beim „Schmieden der eigenen Zukunftspläne" ergangen ist. Ein Fokus wird dabei auf die Realisierbarkeit der Teilziele gelegt, um realistisch erreichbare Erfolgserlebnisse möglich werden zu lassen.

Abbildung 7: *„Zukunftswerkstatt"*

Was möchte ich ...

... in ***einem*** Monat ...

... in ***sechs*** Monaten ...

... in ***einem*** Jahr ...

... in ***fünf*** Jahren ...

... erreicht haben?

Diskussionsbedarf besteht meist auch über das Abstraktionsniveau der Ziele, da oft Angaben wie *„In einem Jahr will ich glücklich sein"* gemacht werden.

In einem solchen Fall muss zunächst versucht werden, eine Definition dieses Zustandes herauszuarbeiten. Dann sollten konkrete Bereiche abgesteckt werden, die zu einer allgemeinen Zufriedenheit beitragen. Für diese Bereiche gilt es dann, möglichst kleine, klar umrissene Schritte, die zur Erreichung des Ziels dienen, zu entwickeln.

Wenn den Teilnehmern nur wenige Dinge einfallen, kann es auch hier sinnvoll sein, Bereiche wie Gesundheit, Beruf, Partnerschaft, Freundeskreis, Freizeitgestaltung, materielle Wünsche und Urlaub gezielt anzusprechen. Bei Schwierigkeiten oder Widerstand einzelner Patienten ist es wichtig, zu betonen, dass es nicht um „Wahrsagerei" geht oder darum, „eine Garantie für die Zukunft" abzugeben.

Fällt es einzelnen Teilnehmern sehr schwer, einen eigenen Blick in die Zukunft zu wagen, so kann der Zugang über die Frage *„Was würden Sie sich wünschen, wenn Sie drei Wünsche frei hätten?"* erleichtert werden.

Beispiele aus der Praxis:

1. – **in einem Monat:** ... *mit Therapie anfangen und mich eingelebt haben, dass ich die Therapie durchziehe;*
   – **in sechs Monaten:** ... *fertig mit Therapie, clean sein, Adaption machen, ein Praktikum machen, das Leben normal angehen;*
   – **in einem Jahr:** ... *ins betreute Wohnen wechseln, clean mein Leben leben, arbeiten, den Führerschein nachmachen, in den Urlaub fahren;*
   – **in fünf Jahren:** ... *immer noch clean sein, eigene Wohnung, eigenes Auto.*

2. *„Die Beschäftigung mit dem Arbeitsblatt hat mir Angst gemacht, weil ich mich das schon vor einem Jahr gefragt habe – ‚Wo willst du in einem Jahr sein' – und da wollte ich bestimmt nicht hier sein."; „Das Clean-Bleiben sehe ich eigentlich als selbstverständlich an, das erwarte ich, wenn ich hier rausgehe ..."; „Mein wichtigstes Ziel ist es, keine Drogen zu nehmen – alles andere kommt automatisch, wenn ich keine Drogen mehr nehme."; „Ich brauche erstmal ein halbes Jahr für mich, um wieder Verantwortung zu übernehmen."*

3. – **in einem Monat:** ... *die Entgiftung mit Clean-Schein beendet haben und in den Urlaub fahren;*
   – **in sechs Monaten:** ... *wieder fit sein, keine Schlafstörungen mehr haben, eigene Wohnung haben;*
   – **in einem Jahr:** ... *clean sein, eine Arbeitsstelle finden, meinen Führerschein wiederbekommen, eine Umschulung machen, Schulden regeln;*
   – **in fünf Jahren:** ... *immer noch clean sein, eine eigene Wohnung und eine cleane Freundin haben; ich hätte auch gerne Kinder, eine Familie.*

3.2.3 Ziele im Konsumverhalten

Im Rahmen dieser Gruppensitzung erhalten die Teilnehmer die Möglichkeit, sich mit ihren Vorsätzen und Zielen für ihr zukünftiges Konsumverhalten auseinanderzusetzen. Dabei geht es um eine aktuelle Standortbestimmung und das kritische Hinterfragen eigener Konsummuster.

Die Diskussion über die Möglichkeit des kontrollierten Konsums verschiedener Substanzen bietet sich bei der Bearbeitung dieses Themas an.

Abbildung 8: *Arbeitsblatt „Meine Ziele im Umgang mit Drogen“*

Meine Ziele im Umgang mit Drogen sind:

Heroin ...	❑ ... nehmen wie bisher ❑ ... kontrolliert nehmen ❑ ... die meiste Zeit clean bleiben und nur ab und zu was nehmen ❑ ... erstmal über längere Zeit clean bleiben und dann weitersehen ❑ ... nie wieder nehmen
Kokain ...	❑ ... nehmen wie bisher ❑ ... kontrolliert nehmen ❑ ... die meiste Zeit clean bleiben und nur ab und zu was nehmen ❑ ... erstmal über längere Zeit clean bleiben und dann weitersehen ❑ ... nie wieder nehmen
Alkohol ...	❑ ... trinken wie bisher ❑ ... kontrolliert trinken ❑ ... die meiste Zeit nichts trinken und nur ab und zu was trinken ❑ ... erstmal über längere Zeit nichts trinken und dann weitersehen ❑ ... nie wieder trinken

(siehe Arbeitsblatt 6 im Anhang)

Zunächst füllen die Gruppenteilnehmer das Arbeitsblatt (Arbeitsblatt 6: „Ziele im Konsumverhalten“) in Einzelarbeit aus. Jeder wird daraufhin gebeten, zu den aufgeführten Suchtmitteln seine persönliche Zielsetzung in der Gruppe vorzustellen. Zu jeder Substanz werden kontroverse Antworten aufgegriffen und in der Gruppe diskutiert.

Der mögliche Zusammenhang zwischen dem Konsum verschiedener Substanzen und einem Rückfall mit Heroin wird vom Therapeuten herausgearbeitet. Eine Klärung persönlicher Konsummuster und polyvalenter Abhängigkeit wird durch die Bearbeitung des Arbeitsblattes angeregt. Die Gruppenteilnehmer werden mit der Frage konfrontiert, ob es aus ihrer Erfahrung oder Überzeugung eine Möglichkeit zum kontrollierten Konsum der unterschiedlichen Substanzen gibt. Über das Gebot der „totalen Abstinenz“ kann sich in diesem Zusammenhang ein Erfahrungs- und Meinungsaustausch anschließen.

Interessant ist in diesem Zusammenhang das Phänomen der möglichen Suchtverlagerung, wobei es sich hierbei auch um stoffungebundenes Suchtverhalten (exzessives Arbeiten, übermäßige sportliche Betätigung) handeln kann (siehe hierzu auch Kapitel I.1 „Bedeutung von Opioidrezeptoren im ZNS“ zur Interaktion von Opioiden mit anderen Drogen auf neurobiologischer Ebene).

Variation des Themas: Eine Variation des Arbeitsblatts kann sich – je nach Gruppenzusammensetzung – dem schwierigen Thema des so genannten „Beigebrauchs im Rahmen einer Substitutionsbehandlung“ widmen. Hierbei darf allerdings der Fokus des eigentlichen Sinnes einer Substitutionsbehandlung nicht aus dem Auge gelassen werden.

3.2.4 Problembewältigungsstrategien

Im Rahmen dieser Gruppensitzung geht es um die Vermittlung von Problemlösungsstrategien. In Konsumzeiten werden Probleme betäubt und ausgeblendet; Beschaffung und Konsum haben Priorität. Durch die schrittweise Reduktion der Betäubungsmittel kommt nun im Entzug bei vielen Patienten das Gefühl auf, einen bedrückenden, unüberschaubaren Berg an Problemen vor sich herzuschieben. Innerhalb dieser Gruppensitzung soll Anleitung gegeben werden, sich den Riesenberg einmal genauer anzuschauen und etwas zu ordnen. Exemplarisch können anhand von konkreten Problembeispielen dann Lösungsmöglichkeiten in der Gruppe erarbeitet werden.

Zu Beginn zeichnet der Therapeut einen Berg an die Tafel und lässt im Sinne eines „Brainstormings" von der Gruppe sammeln, welche Probleme sich in diesem Berg verstecken. (Es besteht auch die Möglichkeit, dass jeder Gruppenteilnehmer seinen persönlichen „Berg" aufzeichnet.)

In einem nächsten Schritt werden die Problembereiche in eine Rangliste gebracht und nach folgender Fragestellung geordnet:

1. *Welche Probleme erlauben keinen weiteren Aufschub, da sie meine Existenzgrundlage bedrohen?*
2. *Mit welchen Problemen kann ich noch eine Zeitlang leben? Welche Probleme lassen sich nicht sofort lösen?*

Diese erste Kategorisierung lässt den Berg schon etwas zusammenschmelzen. In einem nächsten Schritt geht es um die Konkretisierung der Probleme und die Sammlung von möglichen Lösungsstrategien durch die Gruppe. Vor- und Nachteile unterschiedlicher Lösungsansätze sollen diskutiert werden.

Wichtig ist es, die Inanspruchnahme von Hilfen für die Umsetzung einer Lösung herauszuarbeiten. Sowohl Hilfestellung und Unterstützung aus dem professionellen Hilfesystem (Drogenberatung, Schuldnerberatung, Substitutionsambulanz, Selbsthilfegruppen etc.) als auch aus dem privaten Umfeld sollen dabei berücksichtigt werden.

3.2.5 Phasen der Veränderungsmotivation: „Drama in fünf Akten"

Theoretischer Hintergrund dieser Gruppensitzung ist das Modell der Veränderungsphasen von Prochaska und DiClemente (1984).

Grundlage dieser Gruppensitzung ist ein von einem Patienten eingebrachter Text. Ein Teilnehmer wird gebeten, den ausgeteilten Text vorzulesen. Dann werden Interpretationen des Textes in der Gruppe gesammelt. Ohne dass Drogenkonsum in diesem Text explizit Erwähnung findet, verstehen es die Teilnehmer jedoch als Abhandlung über den Ausstieg aus der Sucht.

Abbildung 9: *Auszug aus „Drama in fünf Akten"*

Drama in fünf Akten

1. Akt
Ich geh die Straße entlang.
Im Gehweg ist ein tiefes Loch.
Ich falle hinein.
Ich bin hoffnungslos verloren.
Ich kann nichts dafür.
Es dauert ewig, bis ich
wieder rausfinde.

2. Akt
Ich geh dieselbe Straße entlang.
Im Gehweg ist ein tiefes Loch.
Ich tue, als würde ich es nicht sehen.
Ich falle wieder hinein.
Ich kann's nicht glauben,
dass ich schon wieder da drinsitze.
Aber ich kann nichts dafür.
Es dauert wieder ewig,
bis ich rausfinde.

(ausführliche Darstellung im Anhang, Handout 6)

Abschließend können anhand einer gemalten Zeitachse Veränderungen dargestellt werden: Was hat sich seit der ersten Entzugsbehandlung bei mir verändert? Was habe ich an Erfahrung und Verständnis von Sucht/Abhängigkeit dazu gewonnen? Das geleitete Entdecken soll die positiven Veränderungen (das Hinzugewinnen von Veränderungsmotivation, -fähigkeiten und Eigenverantwortlichkeit) fokussieren. Der Text spricht die meisten Patienten spontan sehr an und hat sich als „dankbares" Modul bewährt.

3.3 Themenbereich Umgang mit Drogenverlangen

In der Behandlung der Opiatabhängigkeit kommt der Bewältigung von Suchtdruck, Drogenverlangen oder „Craving“ (engl.) eine zentrale Position zu, obgleich der Begriff per se bislang noch nicht hinreichend operationalisiert wurde. Anzumerken ist, dass Drogenverlangen kein spezifisches Problem opiatabhängiger Patienten darstellt, sondern bei allen Formen der Abhängigkeit vorkommen kann.

„Craving“ besteht aus einer körperlichen und einer psychischen Komponente. Es umfasst einen Zustand, der – begleitet von vegetativen Parametern (u.a. Herzfrequenzanstieg, Blutdruckanstieg, Schwitzen, Nervosität, Tremor) – mit einem extrem gesteigerten Drogenverlangen einhergeht. Das Auftreten von Drogenverlangen wird von vielen Patienten als äußerst quälend erlebt und oft als Auslöser für das Abbrechen einer Entzugsbehandlung angegeben. Äußerlich ist es gerade in dieser Phase der akuten Opiat-Entzugsbehandlung schwierig, das Phänomen Drogenverlangen von akuten körperlichen Entzugssymptomen zu unterscheiden. Allerdings kann auch nach mehrwöchiger Abstinenz (z.B. in einer Entwöhnungstherapie) oder gar nach jahrelanger abstinenter Lebensweise Drogenverlangen auftreten, das nicht durch akute Entzugserscheinungen überlagert ist und durch Konditionierungsprozesse erklärt werden kann.

Nach dem Konzept der klassischen Konditionierung werden ursprünglich neutrale Situationen (innere Zustände sowie externe Reize) während der Zeit des Suchtmittelkonsums zu gelernten Auslösern für Entzugserscheinungen. Diese konditionierten Entzugserscheinungen können als Hinweisreize (diskriminative Stimuli) für einen erneuten Drogenkonsum verstanden werden, um den aversiven Zustand des Entzugs zu beenden. Auch ohne Entzugserscheinungen kann das Bedürfnis nach Suchtmittelkonsum (Craving) ebenfalls über Konditionierungsprozesse einen Hinweisreiz für erneuten Drogenkonsum darstellen.

Im Unterschied zum zeitlichen Verlauf akuter vegetativer Opiat-Entzugssymptome und deren medikamentöser Behandlungsmöglichkeiten gibt es keine spezifische medikamentöse Therapie des Phänomens „Drogenverlangen“, wann immer auch solcher auftritt. Einige Patienten sind der Annahme, dass durch den so genannten „warmen“ (d.h. opioidgestützten) Entzug gar kein Suchtdruck entstehen würde und fühlen sich überrascht oder enttäuscht, wenn nach Abdosieren von Methadon ein gesteigertes Drogenverlangen auftritt.

Im Rahmen einer psychotherapeutischen Begleitung der Entzugsbehandlung (aber auch im Rahmen anderer Therapieoptionen einschließlich der Substitution) ist es deshalb besonders wichtig, das Thema Drogenverlangen zu erwähnen. Entscheidend ist dabei, dass Patienten verstehen, wie sich Drogenverlangen entwickeln kann und wie man aus dieser Kenntnis heraus lernen kann, besser mit diesem Phänomen umzugehen:

- in der akuten Situation während der Entzugsbehandlung (welche Einflüsse verstärken Drogenverlangen und Abbruchgedanken?)
- kurzfristig nach Abschluss der Entzugsbehandlung
- mittel- und langfristig nach einer Phase der Opiatabstinenz

3.3.1 Klassische Konditionierung

Das Modell der Klassischen Konditionierung hat maßgeblich dazu beigetragen, die Entstehung des Abhängigkeitsverhaltens, aber auch die Mechanismen des Rückfalls zu erklären. Zuvor neutrale Reize (external/internal), die mit dem Abhängigkeitsverhalten und der Suchtmittelwirkung assoziiert werden, werden zu erlernten (konditionierten) Reizen und können dann erlernte (konditionierte) Reaktionen auslösen und zu erneuter Drogeneinnahme motivieren. Patienten berichten immer wieder von Situationen, die über das Modell der Konditionierung erklärt werden können.

Beispielsituationen:
1. Nach längerer Abstinenz erleben Patienten in einer spezifischen Situation starkes Verlangen und körperliche Beschwerden, wie sie sie aus dem Entzug kennen („conditioned withdrawal").
2. Patienten erleben im stationären Rahmen nach Abklingen des Entzugs kein Drogenverlangen. Nähern sie sich jedoch ihrem gewohnten Konsumumfeld, entsteht starkes Verlangen.

Ein weiterer Lernprozess, die operante Konditionierung (vgl. Kapitel II.1.1), dient ebenfalls zur Erklärung der Abhängigkeitsentstehung. Nach dem Konsum wirkt der angenehme Suchtmitteleffekt belohnend, also positiv verstärkend auf das Verhalten. Negativ verstärkend wirkt der Konsum, indem er einen aversiven Zustand (Entzugserscheinungen, Anspannungszustände) unmittelbar beendet. Diese positiven und negativen Verstärkungsvorgänge tragen dazu bei, dass der Drogenkonsum wiederholt und in der Folge weiter aufrechterhalten wird.

Ziel dieses Moduls ist die Auseinandersetzung mit gelernten suchtspezifischen Verhaltensweisen. Anhand des Konzeptes der Konditionierung (klassisch und operant) können die suchtspezifischen Verhaltensweisen wie Drogenhunger, Entzugserscheinungen und erneute Drogeneinnahme als in Konsumzeiten gelernte Erfahrungen verdeutlicht werden. In diesem Kontext geht es auch um eine Sensibilisierung für Auslöser von Drogenverlangen und/oder körperlichen Entzugsbeschwerden. Dadurch erfolgt eine Heranführung an den Zusammenhang *von Situation-Kognition-Emotion und Verhalten.*

Im Rahmen dieser Sitzung soll in anschaulicher Weise das Konzept der Klassischen Konditionierung anhand des Pavlov'schen Hundeexperiments erarbeitet werden. In einem zweiten Schritt werden Konditionierungsprozesse im Zusammenhang mit gelernten Auslösern für Verlangen und Entzugserscheinungen identifiziert.

Wie in Abbildung 10a dargestellt, soll zunächst am Flipchart der Vorgang der Konditionierung Schritt für Schritt (a bis d) entwickelt werden. In den Gruppen gibt es immer wieder Teilnehmer, die dieses Experiment kennen und gut erklären können. Gemeinsam sollen dann internale und externale Reize als Auslöser zusammengetragen werden (siehe Tabelle 16).

Abbildung 10a: *Schema zur Erarbeitung des Modells der Klassischen Konditionierung am Flipchart*

a) ursprüngliche Situation:

Futter → Speichelfluss
(Stoffwechselstörung bei fehlender Droge) → *(Entzugserscheinungen)*

Glockenton → kein Speichelfluss
(interne/externe Auslöser) → *(keine Entzugserscheinungen)*

b) Lernvorgang/Konditionieren:

Zeit ⇒ Futter ↕ Glockenton

c) Ergebnis des Lernens/der Konditionierung:

Glockenton → Speichelfluss

d) Löschung der Gelernten:

Kein Futter

Glockenton ⋯→ kein Speichelfluss

Anmerkung: (a) Die Darbietung von Futter führt bei dem Hund automatisch (ohne vorheriges Lernen) zum Speichelfluss. (b) Bei der Klassischen Konditionierung wird ein neutraler Reiz (der Glockenton) mit dem speichelflussauslösenden Reiz zeitnah wiederholt dargeboten. Gelernt wird die Verbindung von Futtergabe und Glockenton. (c) Nach einigen Lerndurchgängen führt allein die Darbietung des Glockentones dazu, dass der Hund mit Speichelfluss reagiert. (d) Wird wiederholt nur der Glockenton dargeboten, ohne dass die Futtergabe erfolgt, so kann nach einiger Zeit diese gelernte Verbindung wieder gelöscht werden und der Glockenton löst keinen Speichelfluss mehr aus.

Überträgt man diese tierexperimentellen Beobachtungen nun auf den körperlichen Zustand eines Patienten, der Opiate konsumiert, so bedeutet dies: Im Gehirn eines abhängigen Patienten, der kein Heroin zur Verfügung hat, herrscht eine Art „Stoffwechselstörung“ vor, was automatisch zu körperlichen Entzugserscheinungen führt (a). Interne und externe Auslöser (ursprünglich neutral, z.B. bestimmte affektive Befindlichkeiten) werden mit dem körperlichen Zustand der Stoffwechselstörung gekoppelt (b) und können zu konditionierten Entzugserscheinungen und Craving führen. Dies bedeutet, dass auch nach einer längeren Zeit der Abstinenz der Körper bei bestimmten auslösenden Reizen mit körperlichen Beschwerden wie im Entzug reagieren kann (c). Lerntheoretisch stellt somit jede Situation, in der trotz Verlangens nicht konsumiert wurde, eine neue Erfahrung dar, die zur Löschung bzw. Abschwächung der gelernten Verknüpfungen beitragen kann (d).

Abbildung 10b: *Modell der Klassischen Konditionierung bei der Entstehung und Aufrechterhaltung von Abhängigkeit (nach Grüsser & Thalemann, 2006)*

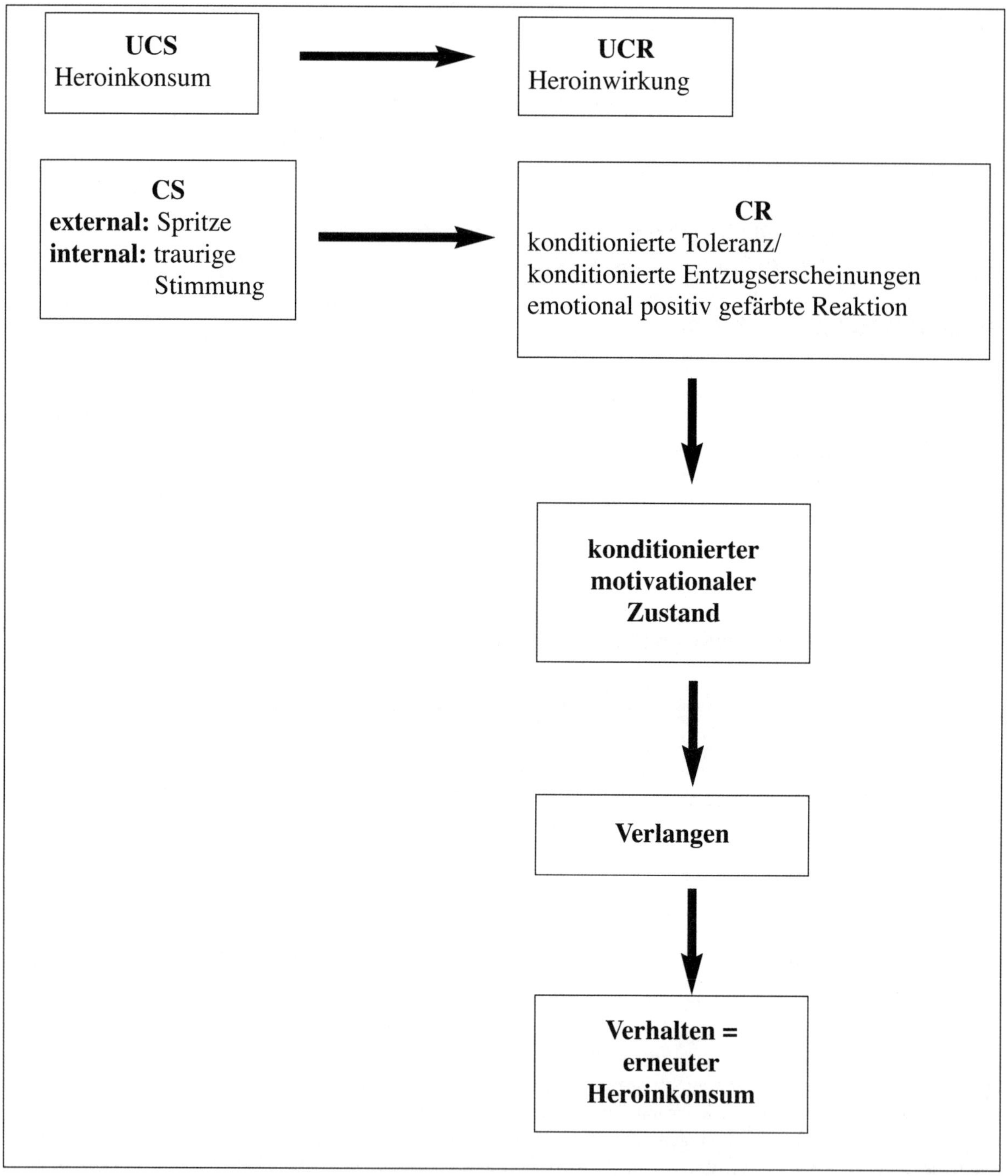

Anmerkung: UCS = unkonditionierter Stimulus; CS = konditionierter Stimulus, UCR = unkonditionierte Reaktion; CR = konditionierte Reaktion.

Tabelle 16: *Beispiele für auslösende Reize*

Beispiele für interne Reize	**Beispiele für externe Reize**
– Langeweile, Gefühl innerer Leere – Gefühl von Sinnlosigkeit, Hoffnungslosigkeit – Alleinsein – Frustration – Misserfolg, Überforderung, Überlastung – Traurigkeit – Angst, Unsicherheit – Gute Stimmung – Gefühl von Kontrolle, „alles im Griff zu haben" etc.	– Drogenutensilien (z.B. Spritze) – Feuerzeug – Substanzen – bestimmte Musik – Szenen aus einem Film – bestimmte Räumlichkeiten – vertraute Umgebung – andere Drogenkonsumenten – bestimmter Geruch etc.

Patienten mit geringer Suchterfahrung oder Patienten, die in Introspektion und Reflektion ungeübt sind, berichten häufig, dass Drogenverlangen „plötzlich einfach da" sei. Sie können von diesem Modul besonders profitieren, da Erfahrungsberichte zu kontextspezifischer Drogenwirkung und kontextspezifischem Verlangen von den Teilnehmern in die Gruppe eingebracht werden können und Möglichkeiten, damit umzugehen, diskutiert werden können. Das Modell bietet zudem eine Erklärung dafür, warum bei manchen Patienten im stationären Rahmen noch kein Suchtverlangen vorhanden ist. Die Umgebung einer stationären Krankenhausbehandlung besitzt wenig Aufforderungscharakter, da sie nicht mit einer Drogeneinnahme assoziiert ist. Jenes Verlangen kann jedoch „schlagartig" sehr stark auftreten, wenn sich die Patienten einer Umgebung aussetzen, die mit Drogeneinnahme verknüpft ist. In solchen Situationen ist es hilfreich, darauf vorbereitet zu sein und kognitiv und behavioral gegensteuern zu können.

3.3.2 Bewältigungsstrategien im Umgang mit Drogenverlangen

Im Rahmen dieser Sitzung sollen konkrete Verhaltensweisen zusammengetragen werden, die helfen können, Drogenverlangen zu bewältigen. Dabei sollen zunächst Verhaltensalternativen für die Zeit in der Entzugsstation überlegt werden; darüber hinaus können aber auch Verhaltensstrategien für die Zeit danach überlegt werden.

Die Frage *„Was hilft gegen Drogenverlangen?"* wird an die Tafel geschrieben und es sollen Ideen und Erfahrungen dazu gesammelt werden. Entscheidend ist, die vorgeschlagenen Verhaltensweisen dann durch Nachfragen zu konkretisieren, statt es bei dem Stichwort *„Ablenkung"* zu belassen. Beispielsweise kann genau erfragt werden: Was lenkt Sie ab? Was bindet Ihre Aufmerksamkeit stark genug, um vom Verlangen ablenken zu können?

Manche fühlen sich den Verlangensschüben hilflos ausgeliefert; für sie ist das Herausarbeiten eigener Einflussmöglichkeiten wichtig. Folgende Fragen können für eigene Einflussmöglichkeiten sensibilisieren:

Was verstärkt bei mir Drogenverlangen/Suchtdruck?
Welche Auslöser beobachte ich im Zusammenhang mit Verlangen?
Tut es mir gut, den Gesprächen im Raucherzimmer beizuwohnen?
Tut mir Alleinsein gut?
Wem kann ich mich mitteilen?
Was ist das ursprüngliche Ziel meiner Entzugsbehandlung gewesen?

Gefördert werden soll der Erfahrungsaustausch innerhalb der Gruppe besonders von den Patienten, die bereits mehrere Entgiftungen erfolgreich abgeschlossen haben und über ein Verhaltensrepertoire an Bewältigungsstrategien bei Drogenverlangen verfügen.

Sollten in der Gruppe nur wenige Ideen zusammengetragen werden, so sollte der Therapeut noch konkrete Verhaltensvorschläge machen (wie z.B. auslösende Situation verlassen/verändern; Ablenken durch malen, basteln, werken, sich mitteilen; um Unterstützung bitten; sich etwas „von der Seele schreiben"; Entspannungs- oder Bewegungsbad nehmen; sportliche Betätigung; an gute Abstinenzzeiten denken …)

3.3.3 „Drogensprache"

Ziel des Moduls zur Drogensprache ist eine Auseinandersetzung mit der Funktion und Auswirkung von bestimmten Redewendungen aus dem Drogenmilieu, speziell im therapeutischen Setting einer Entzugsbehandlung.

Konsumenten illegaler Drogen verwenden einen spezifischen Drogenjargon für:

- einzelne Substanzen (z.B. „Schore" anstelle von „Heroin"),
- die Art des Konsums von Drogen (z.B. „ballern" anstelle von „intravenös injizieren"),
- Tätigkeiten im Zusammenhang mit der Drogenbeschaffung (z.B. „anschaffen gehen" anstelle von „Geld durch Prostitution verdienen") und vieles mehr.

Diese spezielle Ausdrucksweise wird von den Patienten während der stationären Behandlung nicht abgelegt, was unter den Bedingungen einer Entzugsbehandlung (Vorhandensein körperlicher Entzugssymptomatik, psychische Labilität) vermehrtes Drogenverlangen auslösen und dadurch zum Abbruch einer Behandlung führen kann (so genanntes „Heißreden").

Eine grundlegende Voraussetzung für die Entzugsbehandlung ist zunächst, dass auch von Seiten des therapeutischen Personals einer Station kein spezieller Drogenjargon verwendet wird: Selbst wenn Patienten konsequent in „ihrer" Sprache reden, ist von Seiten der Therapeuten darauf zu achten, bei den „neutralen" Begrifflichkeiten zu bleiben. Auf diese Art erweist sich der Therapeut einerseits als kompetent, indem er zwar die Sprache versteht, aber er zeigt gleichzeitig eine alternative Betrachtungs- und Ausdrucksweise auf. Dies kann für Patienten eine Unterstützung darstellen, Abstand zu Konsumzeiten zu gewinnen.

In Modulform soll auf den problematischen Gebrauch von Drogensprache hingewiesen werden, da sie eng mit den Gegebenheiten der Drogenszene und somit auch mit Drogenkonsum verknüpft ist. Eine abstinente Lebensweise anzunehmen, bedeutet deshalb auch die Möglichkeit, sich vom gewohnten Terrain der Drogenszene und ihrer sprachlichen Ausdrucksweise abzuwenden. Dies bietet Raum für neue Erfahrungen.

Zunächst sollen in Form eines kurzen „Brainstormings" Informationen zum Gebrauch von Drogensprache eingeholt werden (max. zehn Minuten).

Mögliche Fragen zur Anregung der Diskussion:

1. Haben Sie sich einmal Gedanken darüber gemacht, warum es eine spezielle Drogensprache gibt?
2. Welche Funktion hat Drogensprache für Sie persönlich?
3. Welche Bedeutung hat Drogensprache für Sie persönlich?

Nachdem möglichst jeder Gruppenteilnehmer die Gelegenheit hatte, dazu Stellung zu nehmen (viele Patienten benutzen zwar regelmäßig Begriffe aus dem Drogenmilieu, haben sich darüber jedoch noch keine Gedanken gemacht), erfolgt die eigentliche Gruppenübung: Jeder Patient erhält ein Arbeitsblatt, das in zwei Spalten aufgeteilt ist.

In der ersten Spalte soll jeder Patient für sich selbst maximal fünf Begriffe aus dem Drogenmilieu eintragen, die er am häufigsten verwendet (bzw. die für ihn persönlich am stärksten mit dem Drogenmilieu verknüpft sind).

Tabelle 17: *Modul „Drogensprache"*

Begriff aus der Drogensprache	**„Neutraler" Begriff**

(siehe Arbeitsblatt 7 im Anhang)

Nachdem jeder Patient „seine" Begriffe eingetragen hat, erfolgt ein Informationsaustausch innerhalb der gesamten Gruppe. Sämtliche verwendeten Begriffe werden vom Therapeuten auf einer Tafel notiert und kurz kommentiert: z.B. Welche Begriffe wurden von vielen Patienten ausgewählt? Welche kommen weniger häufig vor? Welche Begriffe beschreiben Handlungen? Welche Begriffe stehen für spezifische Substanzen? u.Ä.

Im zweiten Teil des Moduls sollen die Patienten den von ihnen ausgewählten Wörtern aus dem Drogenmilieu „neutrale“ Begriffe gegenüberstellen. Anschließend werden auch diese Begriffe in der Gruppe vorgetragen und vom Therapeuten in Tabellenform auf der Tafel notiert.

Um die Wirkung von Drogensprache zu verdeutlichen, können nun gegebenenfalls exemplarisch von den Patienten Sätze mit den vorgestellten Begriffen gebildet werden (z.B. „Ich habe letzte Woche ein Blech geraucht“), die von einem anderen Patienten in die „Normalsprache“ übersetzt werden (z.B. „Ich habe letzte Woche Heroin auf einer Alufolie erhitzt und inhaliert“)

Anhand des Moduls sollen somit verschiedene Aspekte des Gebrauchs, der Funktion und der Problematik von Drogensprache in der Gruppe erarbeitet werden:

- ➢ Ausdruck der Illegalität, „Geheimcode“ gegenüber Nicht-Konsumenten, Abgrenzung von Nicht-Konsumenten, Identifikation mit der Subkultur
- ➢ Verharmlosung/Verherrlichung von Drogenkonsum und damit verbundener Handlungsweisen
- ➢ Sprache als ein Teil der Konditionierungsprozesse im Rahmen der Abhängigkeitsentwicklung: Der Gebrauch von Drogenjargon ist mit emotionalen und körperlichen Erinnerungen an den Drogenkonsum verbunden. Auslösung von Drogenverlangen, Abbruchgedanken.

Zum Abschluss der Sitzung ist es unbedingt erforderlich, zu fragen, ob ein Patient im Rahmen der Sitzung Drogenverlangen bekommen hat und gegebenenfalls weitere therapeutische Unterstützung im Anschluss benötigt. Sinnvoll ist auch die sich daran anschließende Frage, welche Strategien von der Patientengruppe angewendet werden, um ein „Sich-Hineinsteigern in Drogenverlangen“ außerhalb der therapeutisch-begleitenden Maßnahmen auf der Station zu verhindern.

Mit Hilfe des Moduls soll den Patienten verdeutlicht werden, dass die Vermeidung oder die starke Reduktion des Gebrauchs von Drogensprache zunächst eine bedeutende psychologische Unterstützung im Entzug ist, die von den Patienten selbst geleistet werden kann. Darüber hinaus kann anhand des Moduls auch herausgearbeitet werden, dass zur Erlangung einer abstinenten Lebensweise im Anschluss an die Entzugsbehandlung auch die Distanzierung von der Drogenszene und der mit ihr verbundenen Redewendungen gehört.

Schwierigkeiten bei der Durchführung:

Die Durchführung des Moduls kann unter Umständen bei einzelnen Patienten starkes Drogenverlangen auslösen. Einige Patienten überschätzen sich und beteiligen sich sehr aktiv an der Suche nach Wörtern aus dem Drogenmilieu, sodass sie bei sich und anderen im Rahmen der Gruppenrunde bereits extremes Drogenverlangen hervorrufen. Einerseits soll zwar gerade mit Hilfe des Moduls u.a. diese Problematik von Drogensprache verdeutlicht werden, andererseits aber auch die Durchführung des Moduls nicht zum Abbruch eines Patienten führen.

Die Aufgabe des Therapeuten ist es, zu erkennen, welche Patienten sich im Rahmen der Sitzung unwohl fühlen oder Drogenverlangen bekommen und die Sitzung entsprechend zu leiten (z.B. weniger konkrete Beispiele aus der Drogensprache suchen; die Diskussion auf die Problematik „Auslösung von Drogenverlangen als ein Teil des konditionierten Verhaltens“ lenken).

3.4 Themenbereich Rückfallprophylaxe

Die Sitzungen zu dem Thema Rückfall sollen die Gruppenteilnehmer anleiten, Risikosituationen zu erkennen und zu vermeiden. Dabei werden im Rahmen der Sitzungen zu diesem Kapitel konkrete alternative Verhaltensweisen im Sinne einer primären Rückfallprävention erarbeitet. Vergangene Rückfallerfahrungen sollen genutzt werden, um aus eigenen Fehlern zu lernen. Unter primärer Rückfallprävention verstehen wir Maßnahmen, die generell einem erneuten Konsum nach der Entgiftung oder einer „Clean"-Zeit vorbeugen (damit sich kein „Vorfall" ereignet). Sekundäre Rückfallprävention setzt bei einem erneuten Konsum nach einer Abstinenz an und will Strategien vermitteln, die aus einem „Vorfall" den „Rückfall" in das alte Konsummuster verhindern wollen.

3.4.1 Risikosituationen

Diese Gruppensitzung dient speziell der Sensibilisierung für Risiko- und Verführungssituationen:

- Diskussion über Möglichkeiten und Strategien, bestimmte Risikosituationen zu vermeiden.
- Erarbeitung von Alternativen zum Drogenkonsum für spezifische Auslöser (Ärger, Kritik, Anspannung ...), die sich nicht vermeiden lassen.
- Verdeutlichung von bereits vorhandenen Selbstkontrollstrategien, die in der Vergangenheit erfolgreich angewandt wurden.

Tabelle 18: *Arbeitsblatt Risikosituationen (in Anlehnung an „Relapse Prediction Scale" nach Fred D. Wright [aus Beck, Wright, Newman & Liese, 1997])*

Situation	Stärke des Verlagens	Wahrscheinlichkeit des Konsums
1. Ich befinde mich an einem Ort, an dem ich früher Drogen konsumiert habe.		
2. Ich bin mit Leuten zusammen, mit denen ich früher Drogen genommen habe.		
3. Ich sehe Leuten dabei zu, wie sie Drogen nehmen.		
4. Ich denke daran, wie es das letzte Mal war, als ich Drogen genommen habe.		
5. Ich rede mit jemandem darüber, wie es ist, Drogen zu nehmen.		
6. Mein Freund bietet mir Suchtmittel an.		
7. Mir ist langweilig		
8. Ich habe gerade Geld bekommen.		
9. Ich trinke Alkohol.		
10. Ich bin auf einer Party.		
Bitte schätzen Sie die Stärke Ihres Verlangens und die Wahrscheinlichkeit des Drogenkonsums auf einer Skala von 1 bis 10 hinsichtlich der aufgeführten Beispielsituationen ein. Überlegen Sie sich eigene Risikosituationen, die für Sie persönlich bisher zu starkem Verlangen und/oder zu Drogenkonsum geführt haben.		

(siehe Arbeitsblatt 8 im Anhang)

Nach Bearbeitung des Arbeitsblattes („Risikosituationen") lernen die Gruppenteilnehmer zunächst, vermeidbare von unvermeidbaren Risikosituationen zu unterscheiden. Bei Diskrepanzen in der Einschätzung von Stärke des Verlangens und Wahrscheinlichkeit des Konsums lassen sich zum einen *Selbstkontrollstrategien* (Verlangen hoch/Konsum nicht sehr wahrscheinlich) herausarbeiten. Für Situationen, in denen ohne starkes Verlangen sehr wahrscheinlich konsumiert wird (Verlangen niedrig/Konsum sehr wahrscheinlich), gilt es, *automatisierte Abläufe* herauszuarbeiten.

3.4.2 Rückfallanalyse

Im Rahmen dieser Gruppensitzung sollen die Teilnehmer zu einer persönlichen Rückfallanalyse angeregt werden. In strukturierter Form leitet das Arbeitsblatt dazu an, die vergangene psychosoziale Situation zu analysieren und einen Zusammenhang oder wechselseitige Beeinflussungen verschiedener Lebensbereiche zum Drogenkonsum herauszuarbeiten. Der Einsatz des Arbeitsblattes ermöglicht eine individuelle Bearbeitung des Themas. Beabsichtigt ist eine differenzierte Aufschlüsselung des Rückfalles als Prozess. Entscheidend ist dabei, dass kein Rückfall plötzlich „vom Himmel fällt" und dass das Zusammenwirken verschiedener Faktoren einen Rückfall begünstigt.

Abbildung 11: *Rückfallanalyse*

Hatten Sie schon einmal einen Rückfall, nachdem Sie eine Entzugsbehandlung abgeschlossen hatten?
Wenn *ja,* dann versuchen Sie bitte, die Situation, in der Sie sich zu diesem Zeitpunkt befanden, genau zu beschreiben. Denken Sie daran, wie zu diesem Zeitpunkt Ihr Tagesablauf aussah und mit wem Sie Ihre Zeit verbracht haben. Erinnern Sie sich daran, wie es Ihnen damals körperlich und psychisch ging und welche Gedanken Sie beschäftigt haben. Wenn Sie mehrere Rückfälle erlebt haben, schildern Sie bitte den Rückfall, der Ihnen am besten in Erinnerung ist.
Wenn *nein,* dann versuchen Sie bitte, sich eine Situation vorzustellen, die für Ihren Vorsatz, ohne Drogen zu leben, gefährlich sein könnte. Berücksichtigen Sie dabei ebenfalls die verschiedenen Lebensbereiche.

Wie sah mein Tagesablauf aus?

Wie war meine körperliche Verfassung?

Mit wem hatte ich Kontakt (Freunde/Familie)?

Wie ging es mir gefühlsmäßig?

Welche Gedanken haben mich beschäftigt?

(siehe Arbeitsblatt 9 im Anhang)

Die Teilnehmer können der Gruppe nach abgeschlossener Bearbeitung des Arbeitsblattes das Ergebnis ihrer Analyse vorstellen. An der Tafel werden die unterschiedlichen Beiträge zu den einzelnen Lebensbereichen gesammelt und Gemeinsamkeiten und Unterschiede herausgestellt.

Zur konstruktiven Auseinandersetzung des Themas Rückfall ist es hilfreich, anzusprechen, dass die Aufarbeitung von Rückfällen eine Voraussetzung für den Ausstieg aus der Sucht darstellt. Die Analyse der eigenen Rückfälle kann dazu beitragen, aus früheren Fehlern zu lernen und Strategien zur Prävention zu erlernen. Als Anregung kann abschließend die Frage in den Raum gestellt werden: *Was will ich diesmal anders machen?*

3.4.3 Fallbeispiel „Herr S. – Gute Vorsätze"

Ziel dieses Moduls im Rahmen der Rückfallprophylaxe ist es, scheinbar kurze Sequenzen in einen Ablauf von einzelnen Verhaltensweisen (kognitiv, emotional und auf der Handlungsebene) zu zerlegen. Hierbei sollen Möglichkeiten der Unterbrechung der Verhaltenskette diskutiert und Alternativen entwickelt werden.

Herr S.: „Gute Vorsätze"

Herr S. fährt mit dem Zug zurück in seine Heimatstadt.
Er steigt am Bahnhof aus und entschließt sich, den Rest des Weges nach Hause zu Fuß zurückzulegen.
„Nach sechs Monaten Entwöhnungstherapie in einem abgeschieden gelegenen Therapiedorf fühlt es sich gut an, wieder seine eigenen Wege gehen zu können", denkt Herr S. „Kein Heroin seit sechs Monaten – nicht schlecht."
Als er in eine ihm aus früheren Zeiten vertraute Straße einbiegt, bemerkt er plötzlich, wie sein Magen anfängt zu knurren. Ihm bricht der Schweiß aus, er bekommt Kälteschauer, verkrampft die Hände in der Tasche und versucht, den Geschmack auf der Zunge zu ignorieren. Er muss gähnen, seine Augen beginnen zu tränen, er bekommt Panik und der Wunsch nach Heroin beginnt sich in die Magengrube einzubrennen. „So viel zum Thema ‚Gute Vorsätze'", sagt Herr S. zu sich selbst, während er an einer ihm aus „alten Zeiten" bekannten Tür läutet.

Anhand der Geschichte fällt es den Teilnehmern meist leicht, Schritt für Schritt das Auftreten von Gedanken und Verhaltensweisen zu erkennen, die letztlich zu der Risikosituation führen, in die Herr S. gerät.

Einerseits wird die Notwendigkeit deutlich, sich während der Entzugs- oder besser während einer Entwöhnungstherapie mit solchen Situationen auseinanderzusetzen, andererseits können Ansatzpunkte zur Verhinderung von Risikosituationen erarbeitet werden. Die Reizkonstellation „bekannte Umgebung" wirkt im Fall von Herrn S. als Auslöser für körperliche Reaktionen, die Entzugserscheinungen gleichen, obwohl diese nach einer Langzeittherapie eigentlich nicht mehr auftreten können. Einige Teilnehmer berichteten derartige Erscheinungen auch nach langen Clean-Phasen.

Prinzipien der Konditionierung entzugsähnlicher körperlicher Symptome (vgl. Kapitel II.3.3.1: Klassische Konditionierung) können anhand dieser Geschichte ebenso erläutert werden wie kognitive Prozesse, die dazu führen, sich selbst zu überschätzen oder bestimmte Situationen zu unterschätzen.

Am Beispiel dieser Geschichte kann außerdem der Aspekt der vorausschauenden Planung für den Zeitpunkt nach Abschluss einer Behandlung noch einmal verdeutlicht werden. Beginn der Verhaltenskette ist Schritt Null vor Beginn der Geschichte: Herr S. hat den Übergang von der Entwöhnungstherapie nach Hause nicht geplant. Die Frage, ob es sinnvoll ist, sich solchen riskanten Situationen direkt nach der Behandlung auszusetzen, um „sich zu beweisen, clean zu sein" oder weil „es sowieso irgendwann passiert", kann in diesem Zusammenhang ebenso diskutiert werden.

3.4.4 Frühwarnsystem

Dieses Thema bietet sich im Anschluss an das Fallbeispiel von Herr S. an. In diesem Beispiel wird erarbeitet, dass Rückfälle sich prozesshaft gestalten und nicht einfach plötzlich, schicksalhaft und unausweichlich passieren. Thema dieser Gruppensitzung sind Verhaltensweisen, die auf dem Weg zum Rückfall liegen. Es geht um Beispiele für kleine, scheinbar unbedeutende Entscheidungen, die gedanklich und auf der Verhaltensebene den Rückfall vorbereiten.

Zum Einstieg in das Thema dient die Frage: *Wann und wie merken Sie, dass Sie rückfällig werden?*

Zur weiteren Verdeutlichung dieser Fragestellung dient die Skala „Drogenverlangen" (Kapitel II.2.3).

- *Wann nehmen Sie Drogenverlangen/Suchtdruck wahr?*
- *Merken Sie bereits – auch in den unteren Bereichen der Skala – kleine Unterschiede? Nehmen Sie Drogenverlangen erst wahr, wenn es maximal stark ist?*
- *Wird für Sie erst dann Drogenverlangen spürbar, wenn Sie schon die Entscheidung getroffen haben, wieder zu konsumieren?*

Beispiele für erlaubniserteilende und rückfallfördernde Gedanken und Handlungen werden in der Gruppe gesammelt oder aus Rückfallschilderungen herausgearbeitet. Patienten berichten häufig im Vorfeld eines Rückfalls von folgenden Erfahrungen:

- ➢ Abbruch zum Hilfesystem (Clean-Gruppe, Therapeut, Drogenberatung o.Ä.)
- ➢ Unbalancierter Lebensstil und/oder Tolerieren eines ungeregelten Tag-Nacht-Rhythmus' (z.B. durch andauernde Überlastung, Ertragen von Frustrationen, Konflikten und Problemen)
- ➢ Zunehmendes Aufschieben oder Vernachlässigung von Pflichten
- ➢ Kontakt mit „alten Bekannten", Leuten aus Drogenszene
- ➢ Abnahme der Angst/Respekt vor einem Rückfall
- ➢ Ausprobieren, auf die Probe stellen, Aufsuchen von Risikosituationen
- ➢ weitere konkrete Beispiele aus der Gruppe.

3.4.5 Terminkalender

Ziel dieses Moduls ist es, die Strukturierung der ersten Tage nach Beendigung der stationären Entzugsbehandlung zu erleichtern. Das Modul richtet sich vor allem an Patienten, die im Anschluss an den körperlichen Entzug keine Entwöhnungstherapie beginnen.

Abbildung 12: *Terminkalender – Planung für die Zeit nach der Entgiftung*

Terminkalender

langfristige Ziele:

____

____

	Vormittag	**Nachmittag**	**Abend**
1. Wochentag Datum: ________			
2. Wochentag Datum: ________			
3. Wochentag Datum: ________			
4. Wochentag Datum: ________			
5. Wochentag Datum: ________			
1. Wochenende Datum: ________			

(siehe Arbeitsblatt 10 im Anhang)

In der Spalte „langfristige Ziele“ können Vorhaben wie z.B. „Arbeit“, „Umschulung“, „Ausbildung“, „Therapie beantragen“ oder „Wiedererlangung des Führerscheins“ eingetragen werden. Die Auflistung von kleineren Schritten, die zum Ziel führen, kann dann im Rahmen des Wochenplans erfolgen.

Der Terminkalender soll unterstützen, anstehende Pflichten nach Prioritäten zu ordnen und den möglichen Berg an Erledigungen (Ämtergänge, Finanzen, Termine mit dem ambulanten Hilfesystem) in kleine wohl dosierte Portionen aufzuteilen. Für jeden Tag sollte auch eine angenehme Aktivität geplant werden, um eine Balance zwischen Pflichten und Angenehmem zu ermöglichen. Dabei sollen die Patienten berücksichtigen, dass sie direkt im Anschluss an eine Entgiftung noch nicht wieder hundertprozentig belastbar und leistungsfähig sein werden. Wichtig ist, durch vorausschauende Planung sowohl einer Über- als auch einer Unterforderung vorzubeugen.

Zum Einstieg in das Thema bietet sich ein Erfahrungsaustausch in der Gruppe an, bei dem die Teilnehmer berichten können, wie sie sich das letzte Mal nach einer Entgiftung gefühlt haben. Aus den Beispielen wird häufig deutlich, dass Patienten dazu neigen, sich entweder massiv zu überfordern (sofort jobben; permanente Ablenkung; Versuch, alles auf einmal regeln zu wollen) oder sich unterfordern, indem sie nichts machen (Alleinsein, Langeweile, passives Konsumieren).

Beide Extreme erschweren den Prozess der psychophysischen Stabilisierung nach der Entgiftung außerhalb des stationären Settings.

Die Teilnehmer haben dann die Möglichkeit, ihren persönlichen Terminkalender zu planen, auszufüllen und in der Gruppe vorzustellen. Die Gruppe soll Feedback geben und die Planung auf Realisierbarkeit hin prüfen.

3.4.6 Notfallkarte

Innerhalb dieser Gruppensitzung können die Teilnehmer individuell konkrete Handlungsanweisungen und Gedächtnishilfen erarbeiten, die in einer Situation des Verlangens oder der Verführung helfen können, nicht zu konsumieren. Dabei geht es um die notfallmäßige kurzfristige Verhinderung eines Konsums in einer Risikosituation.

Zu Beginn der Sitzung wird die Idee einer Notfallkarte theoretisch vorgestellt. Beispiele aus der Praxis sowie ein Erfahrungsaustausch schließen sich an. Die Gruppenmitglieder werden gebeten, möglichst viele unterschiedliche Bewältigungsmöglichkeiten im Umgang mit Drogenverlagen (vgl. Modul II.3.3.2) zusammenzutragen.

Daraufhin erhalten die Teilnehmer den Vordruck der „Notfallkarte“ und können diese individuell ausfüllen und gestalten.

Tabelle 19: *„Notfallkarte“*

Notfallkarte		
Was hilft mir gegen Drogenverlangen? Was kann ich in einer „schwierigen“ Situation tun?	Wen kann ich anrufen?	Warum will ich clean bleiben? Mein Motto, wofür es sich lohnt:

Neben dem Notieren von Telefonnummern von Familienmitgliedern und Freunden ist es sinnvoll, auch allgemeine Notrufnummern festzuhalten (z.B. Notaufnahme der zuständigen psychiatrischen Klinik, Suchtnotruftelefon der nächsten Drogenberatungsstelle oder auch der Telefonseelsorge).

Abschließend kann jeder Teilnehmer seine persönliche Karte in der Gruppe vorstellen. Die verschiedenen Leitmotive können nochmals an der Tafel zusammengetragen werden.

Es bietet sich an, dieses Gruppenthema zum Ende einer Sequenz von Modulen aus dem Themenblock „Umgang mit Drogenverlangen“ (Kapitel II.3.3) und dem Themenblock „Rückfallprophylaxe“ (Kapitel II.3.4) durchzuführen, damit die Teilnehmer bei dem Ausfüllen ihrer Notfallkarte auf bereits erarbeitete Inhalte zurückgreifen können.

Variation

Eine Variation dieses Moduls kann im Sinne der *sekundären Rückfallprävention* erfolgen. Dabei geht es um die Erarbeitung konkreter Verhaltensweisen, die nach einem erneuten Konsum den Rückfall verhindern sollen. Die Fragestellung für diese Form der Notfallkarte („Erste Hilfe“) lautet:

Was kann ich tun, wenn ich doch wieder konsumiert habe?

Der „Rückfallschock“ führt häufig dazu, dass die Betroffenen sich wieder ganz aufgeben – entweder aus Verzweiflung, eigener oder fremder Enttäuschung oder aus Scham- und Schuldgefühlen. Dies fördert den Prozess, dass aus einem „Vorfall“ ein „Rückfall“ wird.

Zunächst werden Vorschläge und Erfahrungen als „Brainstorming“ an der Tafel gesammelt. Ergänzend dazu soll der Therapeut dann konkrete Verhaltensanweisungen für „die Situation danach“ vermitteln. Zur Ersten Hilfe, um nicht im „Rückfallschock“ das bisher Erreichte ganz aufzugeben, gehören folgende Verhaltensanweisungen:

- ➢ Ich informiere jemanden aus meinem Hilfesystem/jemanden, der clean ist und mir helfen kann.
- ➢ Ich breche sofort Kontakte ab, die im Zusammenhang mit dem Konsum stehen
- ➢ Eventuell sofort Entzugsbehandlung einleiten
- ➢ Was kann ich tun, um in der nächsten Risikosituation widerstehen zu können?

Probleme bei der Durchführung des Moduls:

Die Vermittlung von sekundärer Rückfallhilfe setzt ein hohes Feingefühl voraus, denn nach unserer Erfahrung wird die Beschäftigung mit einem Vorfall von therapie- oder suchtunerfahrenen Patienten oder von weniger differenzierten Patienten häufig als „Erlaubnis für einen erneuten Konsum“ verstanden.

Ziel des Moduls ist vielmehr, tatsächlich Erste Hilfe in der Akutsituation zu vermitteln (Motto: „Unfallstelle sichern“). Der Patient soll nach dem eingetretenen „Vorfall“ nicht lange Grübeln, warum es zum Konsum kam, sondern primär eine weitere Gefährdung vermeiden. Eine Bearbeitung der Gründe für den Konsum sollte erst erfolgen, wenn sichergestellt ist, dass die kommenden Risikosituationen ohne weiteren Konsum bewältigt werden können.

Tabelle 20: *Erste-Hilfe-Liste*

ERSTE HILFE		
Was kann ich tun, wenn ich doch konsumiert habe?	Wen kann ich anrufen?	Warum will ich clean bleiben? Mein Motto, wofür es sich lohnt:

3.5 Themenbereich Abstinente Zielaufrechterhaltung

Die Gruppensitzungen zu dem Themenbereich „Abstinente Zielaufrechterhaltung" beschäftigen sich mit Verhaltensweisen und Fähigkeiten, die einen „ausbalancierten" Lebensstil ermöglichen. In diesem Kapitel geht es weniger um die Abstinenzentscheidung als vielmehr um bestimmte Fähigkeiten, die hilfreich und notwendig sein können, um zufrieden drogenfrei zu leben. Für viele Patienten ist es neu, zu hören, dass nicht allein der Wille zur Abstinenz ausreicht, sondern sie auch über bestimmte Fähigkeiten verfügen müssen, um eine Abstinenzentscheidung auf der Handlungsebene umsetzen zu können. Zum Wollen im Sinne einer Entscheidung für die Abstinenz gehört auch das Können im Sinne von Kompetenzen zur Verhaltensänderung. In diesem Zusammenhang wird in den Gruppen häufig noch das veraltete Verständnis von Sucht angeführt, nach dem abhängige Menschen besonders willensschwache oder charakterschwache Menschen seien. Wir erleben, dass die Patienten häufig davon berichten, dass Eltern und Familienangehörige diese Ansicht nach wie vor vertreten.

Grundlage für die einzelnen Sitzungsinhalte bildet die Vorstellung eines ausbalancierten Lebensstils, bei dem sich unangenehmes und angenehmes Erleben so die Waage halten, dass sich subjektiv das Gefühl von Zufriedenheit einstellt. Subjektives Wohlbefinden stellt eine Voraussetzung dar, um ohne Suchtmittel leben zu können. Die Module dieses Kapitels beinhalten eine erste Beschäftigung mit alternativen Lebensmodellen und Ansätzen für eine abstinente Selbstregulation.

3.5.1 Persönliche Standortbestimmung

Ziel dieser Gruppensitzung ist eine Auseinandersetzung mit dem bisher gelebten Tagesablauf. Dabei soll der Fokus der Aufmerksamkeit auf den Verbrauch und Einsatz von Zeit für unterschiedliche Tätigkeiten im Laufe eines Tages gerichtet werden. In einem ersten Schritt können die Teilnehmer eine Bilanz des Ist-Zustandes erstellen. Daran anschließend kann aus der Ist-Bilanzierung ein persönlicher Soll-Zustand erarbeitet werden.

Die Einführung in das Thema erfolgt anhand eines „Zeitkreises" an der Tafel. Von der Gesamtheit des Kreises (100 Prozent Zeit eines Tages) sollen einzelne Bereiche („Kuchenstücke") eines durchschnittlichen Tagesablaufes abgetrennt werden. Beispiele für unterschiedliche Bereiche werden anhand der Frage: *Wie viel Prozent meiner Zeit verbringe ich normalerweise mit ...?* zunächst in der Gruppe erarbeitet.

Abbildung 13: *Beispiele für unterschiedliche Bereiche innerhalb eines Tages*

Bereiche innerhalb eines Tages:
– Schlaf – Arbeit/Pflichten – Beschaffung und Konsum von Drogen – Familie – Freunde/Bekannte – Interessen/Hobbys usw.

Die Teilnehmer erhalten das Arbeitsblatt und können in Einzelarbeit ihr persönliches Kreisdiagramm zum Ist-Zustand erstellen. Auf dem Arbeitsblatt befindet sich ein weiterer leerer Kreis daneben. Um diesen auszufüllen, müssen sich die Gruppenmitglieder mit der Frage beschäftigen: *Was mache ich mit meiner Zeit, wenn ich keine Drogen nehme?*

Nach der Bearbeitung des Arbeitsblattes können Einzelne ihre Ergebnisse in der Gruppe vorstellen. Exemplarisch werden Kreise an der Tafel aufgetragen. Häufig stellen die Teilnehmer der Gruppe Gemeinsamkeiten in ihrem Tagesablauf fest, wie z.B., dass die meiste Zeit eines Tages dazu benötigt wird, um die Substanz zu beschaffen, zu konsumieren und sich von den Folgen zu erholen. Für die Bearbeitung eines gewünschten Soll-Zustandes ist das Wissen und/oder die Erfahrung von alternativer Tages- und Freizeitgestaltung ohne Substanzkonsum notwendig.

Abbildung 14: *Modul „Persönliche Standortbestimmung"*

Wie viel Prozent meiner Zeit verbringe ich normalerweise mit ...

- Schlaf
- Arbeit/Pflichten
- Beschaffung und Konsum von Drogen
- Familie
- Freunde/Bekannte
- Interessen/Hobbys usw.

1) Bilanz des Ist-Zustandes	**2) Soll-Zustand**

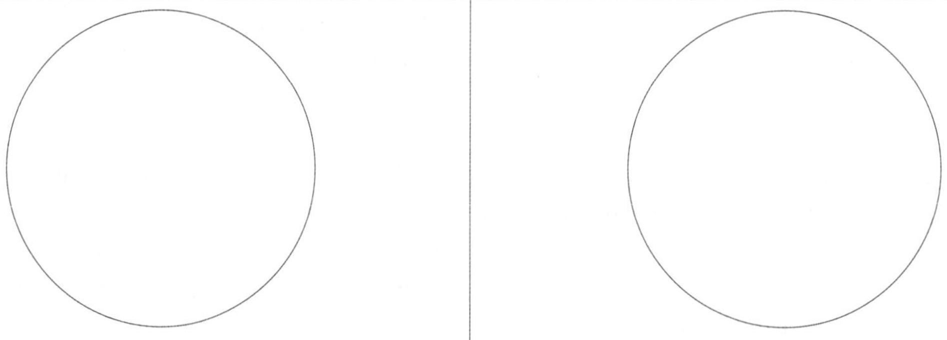

3.5.2 Freizeitgestaltung

Im Rahmen dieser Gruppensitzung geht es um eine Konkretisierung von Möglichkeiten der Freizeitgestaltung. Dabei steht besonders eine realistische und konkrete Planung von frei verfügbarer Zeit im Vordergrund.

Zu Beginn des Moduls werden an der Tafel verschiedene übergeordnete Bereiche der Freizeitgestaltung gemeinsam gesammelt. Dabei ist es wichtig, die Vielfalt der Möglichkeiten hervorzuheben. Berücksichtigt werden sollte die Unterscheidung von „Aktionen" (z.B. Sport, Ausflüge, Verabredungen) und Formen des Entspannens, der Pausen und der Erholung (z.B. Musik hören, lesen, ein Bad nehmen). Weitere Beispiele sollen für die übergeordneten Kriterien „Freizeit *alleine*", „Freizeit *mit anderen*", „Freizeit *ohne* bzw. *mit finanziellem Aufwand*" gesammelt werden.

Abbildung 15: *Modul „Freizeitgestaltung"*

Beispiele für übergeordnete Bereiche der Freizeitgestaltung:

- Körperliche Bewegung, Sport
- Gesundheit, Pflege
- Familie, Partnerschaft
- Soziale Kontakte
- Bildung, Lernen
- Sich selbst etwas gönnen/sich belohnen
- Ausflüge/Reisen

Welche Aktivitäten machen oder machten Ihnen in Ihrer Vergangenheit Spaß?

Wie wollen Sie Ihre Freizeit in Zukunft gestalten, ...

... wenn Sie *eine Stunde* zur Verfügung haben?

... wenn Sie *einen Nachmittag* zur Verfügung haben?

... wenn Sie *einen Wochentag* zur Verfügung haben?

... wenn Sie *ein Wochenende* zur Verfügung haben?

(siehe Arbeitsblatt 14 im Anhang)

Die Unterscheidung zwischen einer freien Stunde, einem freien Nachmittag, einem freien Tag oder einem freien Wochenende erfordert eine differenzierte Auseinandersetzung und konkretere Planung im Gegensatz zu dem abstrakten Vorsatz „ein Hobby finden" oder „ohne Drogen leben".

Die Freizeit zu planen kann in Gruppen Schwierigkeiten hervorrufen. Häufig sind Patienten in der Gestaltung von freier Zeit sehr ungeübt und unerfahren. Dann bietet sich an, Listen mit potenziell angenehmen Aktivitäten (siehe Kapitel II.3.5.3: Angenehme Ereignisse) zu verteilen, auf denen die Patienten ankreuzen können, was für sie angenehm sein könnte.

Wichtig ist, zu betonen, dass sich im Alltag die schönen Dinge selten „einfach so" ergeben, sondern meist ein aktives Planen und Umsetzen erforderlich ist. Je eindeutiger eine Planung der freien Zeit erfolgt, desto größer ist die Wahrscheinlichkeit, dass die Aktivitäten auch tatsächlich umgesetzt werden, und umso eher kann sich ein Wohlbefinden und eine eigene Zufriedenheit mit der Freizeitgestaltung einstellen.

3.5.3 Angenehme Ereignisse

Diese Gruppensitzung beabsichtigt eine Beschäftigung mit potenziell angenehmen Aktivitäten. Ziel ist eine mögliche Anregung für die eigene Tages- und Freizeitgestaltung. Dabei geht es darum, sich im Rahmen dieses Moduls damit auseinanderzusetzen, dass jeder und jede Einflussmöglichkeit darauf hat, ob etwas Angenehmes passiert. Dem niedrigschwelligen Konzept entsprechend geht es in diesem Rahmen lediglich um eine gedankliche Beschäftigung mit positiven Aktivitäten, vielleicht erhalten die Teilnehmer darüber aber auch eine Anregung, wie sie ihr Verhaltensrepertoire während ihres stationären Aufenthaltes erweitern können.

Die Gruppenteilnehmer erhalten eine Liste von potenziell angenehmen Aktivitäten (Arbeitsblatt „Angenehme Ereignisse"). Zu allen Anregungen sollen die Teilnehmer zum einen beurteilen, wie angenehm das Vorgeschlagene für sie *ist* oder *wäre,* und zum anderen, *wie häufig* sie diese Aktivität in dem vergangenen Monat vor ihrer stationären Aufnahme durchgeführt haben.

Die Liste soll möglichst noch um eigene Ideen oder Erfahrungen ergänzt werden.

Tabelle 21: *Modul „Angenehme Ereignisse"*

Im Folgenden finden Sie eine Liste mit Vorschlägen für angenehme Ereignisse. Überlegen Sie sich, wie angenehm die Vorschläge für Sie sind oder wären. Haben Sie die Aktivitäten im letzten Monat häufiger als viermal erlebt? Kreuzen Sie bitte an, was für Sie persönlich zutrifft!

Das tut mir gut ...	**finde ich eher unangenehm oder „egal"**	**finde ich einigermaßen angenehm**	**finde ich sehr angenehm**	**habe ich häufiger als viermal im letzten Monat erlebt**
1. Briefe oder Tagebuch schreiben				
2. jemanden kennenlernen				
3. ins Kino gehen				
4. mich mit Tieren beschäftigen				

(vollständiges Arbeitsblatt 15 im Anhang)

Nach Bearbeitung des Arbeitsblattes erfolgt eine Vorstellung in der Gruppe, die sich an folgenden Fragen orientieren kann:

1) *Haben Sie für sich etwas aus den angeführten Aktivitäten als angenehm eingestuft? Wenn ja, nennen Sie doch bitte ein Beispiel.*
2) *Wie viele der genannten Aktivitäten sind oder wären für Sie möglicherweise angenehm?*
3) *Gibt es noch andere Vorschläge oder Ideen, die nicht in der Liste erwähnt sind?*
4) *Wie häufig haben Sie die als angenehm eingestuften Aktivitäten in letzter Zeit (im letzten Monat vor Ihrer Aufnahme) durchgeführt?*
5) *Was genau müssen Sie tun, um es zukünftig möglich zu machen, dass Sie mehr von dem für Sie Angenehmen erleben? Was ist der allererste, kleinste Schritt dafür?*
6) *Was ist der allerkleinste Schritt, den Sie innerhalb der nächsten 24 Stunden dafür tun können?*

Bei dieser Analyse geht es darum, zu bilanzieren, dass ein eingeengtes Verhaltensmuster in der Konsumphase die potenziell angenehmen Alternativen einschränkt. Diese Bilanz sollte nicht zu destruktiver Dynamik führen (Schuld- und Versagensgefühle, Resignation), sondern eher zukunfts- und lösungsorientiert gesehen werden. Individuell soll das Gefühl entstehen können: *Es gibt Aktivitäten, die Spaß machen, vielleicht früher schon mal Spaß gemacht haben und wieder entdeckt werden können.*

3.5.4 *Soziales Netz*

Thema des Moduls sind soziale Beziehungen im Sinne von sozialen Netzwerken. Ziel dieser Gruppensitzung ist es, sich das eigene soziale Umfeld einmal genauer zu vergegenwärtigen und kritisch zu beleuchten. In der Gruppensitzung können die Teilnehmer ihre zwischenmenschlichen Kontakte, ihr persönliches Unterstützungs- und Hilfesystem anhand einer so genannten „Netzwerkkarte“ darstellen.

Zu Beginn der Sitzung erhält jeder ein Blatt mit leeren Kreisen, die sich um den Schriftzug „ICH“ in der Mitte („Netzwerk“) gruppieren sowie das dazugehörige Arbeitsblatt. Die Gruppenteilnehmer sollen in einem ersten Schritt überlegen, mit wem sie Kontakt haben und die Personen verschiedenen Bereichen zuordnen. Dann können alle Personen in den Kreisen der Netzwerkkarte eingetragen werden. Je näher zur Kreismitte der Name eingetragen wird, umso wichtiger ist diese Person. Dabei soll berücksichtigt werden, dass auch belastende Beziehungen sehr bedeutsam sein können.

Abbildung 16: *Modul „Soziales Netz“*

1) Überlegen Sie, in welchen unterschiedlichen Bereichen Ihres Lebens Sie Kontakt zu Menschen haben (zum Beispiel: Familie, Freundeskreis, Bekanntenkreis, Nachbarschaft, Arbeit/Job, Arzt, Drogenberatung, Selbsthilfegruppe, Freizeit etc.).
2) Schreiben Sie zu jedem Ihrer Lebensbereiche die Personen auf, die für Sie in irgendeiner Weise wichtig sind; dazu gehören angenehme, aber auch belastende Kontakte.

1) Bereiche, in denen ich mit Menschen Kontakt habe	**2) Personen aus diesem Bereich, die mir etwas bedeuten:**

(siehe Arbeitsblatt 16 im Anhang)

Mein soziales Netz

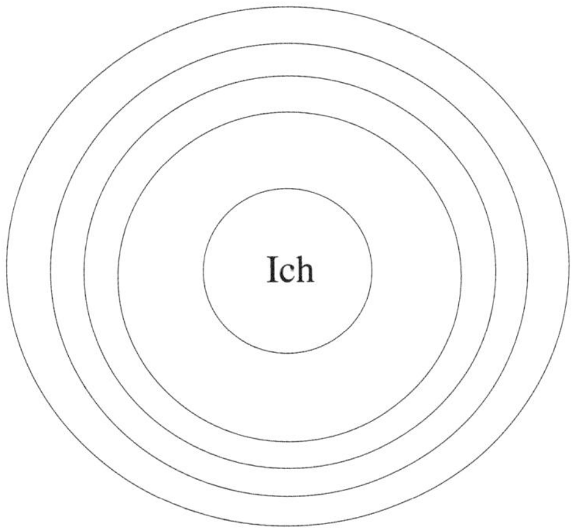

(siehe Arbeitsblatt 17 im Anhang)

Nach Erstellen der eigenen Netzwerkkarte soll ein Austausch in der Gruppe darüber stattfinden. Beispiele können vorgestellt werden. Beziehungen können bilanziert und reflektiert und mögliche Veränderungen können gedanklich durchgespielt werden (z.B. wie sich das soziale Netz in „Clean-Zeiten“ von dem in Konsumzeiten unterscheidet).

Die Erinnerung an eventuell abgebrochene Kontakte zu Familienangehörigen oder eigenen Kindern kann für manche Patienten dabei sehr schmerzhaft und belastend sein. Um diese mögliche Destabilisierung der Gruppe oder einzelner Teilnehmer im Rahmen dieses Themas sollte der Therapeut wissen, damit er diese einfühlsam auffangen kann.

Wenn die Atmosphäre in der Gruppe eher so sein sollte, dass die Gruppenmitglieder wenig Persönliches in der Gruppe preisgeben möchten, kann der Therapeut den gemeinsamen Austausch verstärkt auf die Vernetzung des eigenen Hilfesystems (wie z.B. Drogenberatung, Hausarzt, substituierender Arzt, Ämter, Kliniken) ausrichten.

3.5.5 Anleitung zur Selbstreflexion

Im Rahmen dieser Gruppensitzung sollen die Teilnehmer die Möglichkeit erhalten, einen Moment lang in einen inneren Dialog zu treten. In dieser Sitzung geht es um die Frage nach eigenen Stärken und Schwächen – nach dem Bild, das jeder von sich selbst hat.

Einführung in das Thema: Kurze Reflexion darüber, wie selten wir die Beziehung zu uns selbst wirklich aktiv/bewusst aufnehmen und pflegen.

Auch die Frage: *Was verstehen Sie unter dem Begriff „Selbstbild“?,* kann zur Heranführung an das Thema der Stunde dienen.

Antworten werden in Form eines „Brainstormings" (eventuell an der Tafel bzw. am Flipchart) gesammelt. Daraufhin erhalten die Gruppenmitglieder das Arbeitsblatt „Selbstreflexion" und genügend Zeit, dieses für sich zu bearbeiten. Innerhalb der Gruppe ist es nicht erforderlich, sehr persönliche Inhalte zu benennen oder mitzuteilen.

Abbildung 17: *Modul „Selbstreflexion"*

Was mag ich an mir? Was gefällt mir an mir selbst gut? Was kann ich gut?

Was mag ich an mir selbst nicht? Was fällt mir schwer?

(siehe Arbeitsblatt 18 im Anhang)

An die Bearbeitung des Arbeitsblattes schließt sich eine Runde mit Rückmeldungen in der Gruppe an. Der gemeinsame Austausch orientiert sich an den folgenden übergeordneten Fragen:

- ➢ *Was fällt mir spontan ein? Auf welcher Seite ist die Auflistung länger? Welche Seite fällt mir leichter zu benennen?*
- ➢ *Fällt mir für eine Seite kaum etwas ein?*
- ➢ *Möchte ich an der Negativauflistung etwas ändern oder bin ich damit versöhnt?*
- ➢ *Wann kamen das letzte Mal meine von mir geschätzten Eigenschaften zum Vorschein?*
- ➢ *Wie geht es mir, wenn ich mich selber nicht mag/wenn ich mich selbst gut finde?*

Es kommt auch vor, dass Gruppenteilnehmer inhaltlich sehr detailliert über ihre Stärken und Schwächen erzählen. Andere berichten eher anhand der übergeordneten Fragestellungen, wie es ihnen bei der Bearbeitung des Arbeitsblattes ergangen ist. Für Patienten, denen die Bearbeitung schwer fällt, hat es sich als hilfreich erwiesen, nach konkreten Fähigkeiten aus der Vergangenheit zu fragen. Das geleitete Entdecken von Fähigkeiten und Eigenschaften, die in der Vergangenheit leicht fielen, mit Interesse verfolgt wurden oder gut funktioniert haben, bietet einen Zugang für diejenigen, denen es schwer fällt, etwas Positives an sich selbst zu benennen. Das Erfragen der Rückmeldung sollte über die Technik des „geleiteten Entdeckens" erfolgen, d.h. die Perspektive sollte ressourcenorientiert sein: *Was verläuft in Ihrem Leben so, dass Sie möchten, dass es weiterhin so läuft? Wie haben Sie es geschafft, Tag für Tag trotz Ihrer Verzweiflung weiterzumachen?*

Abschließend sollte noch einmal betont und anhand von Beispielen aus der Gruppe verdeutlicht werden, dass sich das, was der Patient über sich denkt und fühlt, auf das Selbstwertgefühl und die Zufriedenheit auswirkt.

4 Umgang mit möglichen Schwierigkeiten

Im Rahmen der einzelnen Module wurde bereits wiederholt auf mögliche Probleme bei der Durchführung der einzelnen Themen in den Gruppensitzungen hingewiesen. Abschließend sollen Schwierigkeiten erörtert werden, die im Zusammenhang mit der Abhängigkeitserkrankung stehen und bei der Arbeit mit der spezifischen Klientel erwartet werden können.

Für manche Patienten mit langjährigem Substanzkonsum stellt der Substanzentzug das Wegfallen des einzig verbliebenen Verstärkers dar. Daher kann der Entzug (eine Abstinenz) nur gelingen, wenn sich alternative Verstärker finden lassen und wieder aufgebaut werden. Ein Abbruch der Entzugsbehandlung oder die ausbleibende Bereitschaft, sich auf das Therapieangebot einzulassen, kann bei einigen Patienten vor diesem Hintergrund verstanden werden. Die bei Abhängigkeitserkrankungen bestehende hohe externale Kontrollüberzeugung und ein geringes Vertrauen in die eigenen Bewältigungsfähigkeiten beeinflussen besonders bei therapieunerfahrenen Patienten die Erwartungshaltung an Psychotherapie. Man begegnet Patienten, die in fordernder Weise die Haltung vertreten, dass Hilfe von außen geleistet werden müsse und die „Heilung“ möglichst ohne eigene Anstrengung erfolgen solle. Für manche erscheint dann die Gruppe als „bloßes Blabla, das ja eh nichts bringt“. Ein großer Erfolg ist es, wenn diese Patienten im Rahmen der Gruppensitzungen lernen, erste Ansätze einer eigenen aktiven Einflussnahme zu erkennen.

4.1 Umgang mit Widerstand

In der Arbeit mit abhängigkeitskranken Patienten ist die besondere psychophysiologische Verfassung im Entzug zu berücksichtigen. Für manche Patienten stellt das Durchlaufen des Entzugs eine fast unüberwindbare Hürde dar, sodass für diese Patienten bereits die reguläre Beendigung einer Entzugsbehandlung ein großer Erfolg ist. Das Benennen und Anerkennen der Entzugssymptome und der psychischen Instabilität entlastet häufig Patienten. Für den Körper stellt die Abdosierung des Methadons „Hochleistungssport“ dar und die nachlassende „Betäubung“ bringt ungewohntes Gefühlserleben zu Tage.

Je nach Persönlichkeitsakzentuierung, Vorerfahrungen und Entzugsverlauf kann die Teilnahme an der Gruppe von manchen Patienten als sehr kränkend erlebt werden. Aspekte dieser Kränkung können die Notwendigkeit sein, sich einer Behandlung unterziehen zu müssen, die Auseinandersetzung mit einem Therapeuten, der selber nicht betroffen ist oder die Anwesenheit anderer Abhängiger, die vielleicht bereits deutliche gesundheitliche Folgeschäden aufweisen. Andere Patienten erleben sich dem Therapeuten oder der Gruppe gegenüber als hilflos und verletzlich. Ihnen ist es in diesem Rahmen nicht möglich, Vertrauen aufzubauen oder sich in der Gruppe zu öffnen. Hilfreich ist die Vermittlung eines Störungsmodells, das frei von Schuldzuweisungen an Dritte oder sich selbst gegenüber ist, da diese für den Genesungsprozess eher kontraproduktiv sind.

Widerstand wird im Rahmen unserer Arbeit als für den Patienten notwendiger Schutz verstanden. Der Patient schützt sich, da eventuell sein einzig verbliebenes Verstärkungssystem wegfällt, da der Patient über geringes Vertrauen in seine eigenen Bewältigungsfähigkeiten verfügt oder weil bei dem Patienten eine hohe externale Kontrollüberzeugung vorliegt („Heilung geschieht von außen"). Das Gefühl der Hilflosigkeit und Verletzbarkeit kann zum Aufbau eines „emotionalen Schutzwalles" führen, der als „Widerstand" wahrgenommen wird.

Wird Widerstand deutlich, sollte der Therapeut seine eigene Erwartungs- und Anspruchshaltung den Patienten gegenüber kritisch hinterfragen. Ist diese den individuellen Besonderheiten der Teilnehmer angemessen oder ist die Anspruchsetzung zu hoch? Eine belehrende oder moralisierende Haltung des Therapeuten erzeugt zudem ebenfalls Widerstand. Der Therapeut sollte *immer mit* und *nicht gegen* den Widerstand von Gruppenteilnehmern arbeiten.

4.2 Möglichkeiten und Grenzen des Gruppensettings

a) Möglichkeiten

Unseren Erfahrungen in den Gruppenprozessen sind jeweils in Klammern die instrumentellen Gruppenbedingungen nach Fiedler (1996) zugeordnet.

Die Gruppe kann unspezifisch supportive und entwicklungsfördernde Wirkungen für den Einzelnen haben. Der Erfahrungsaustausch unter Betroffenen kann Teilnehmern das Gefühl vermitteln, mit seinen Problemen nicht alleine zu sein (Universalität des Leidens, Förderung der Selbstöffnungsbereitschaft). Zudem kann die Gruppe dazu beitragen, die eigene Situation reflektieren zu können (soziale Validierung von Erlebens- und Verhaltensweisen), eigene Stärken herauszuarbeiten oder bereits erzielte Fortschritte und Veränderungen zu erkennen. Die Gruppe bietet außerdem die Möglichkeit, Rückmeldung zu geben und zu erhalten (Anregungs- und Feedbackfunktionen). Da die Gruppe hinsichtlich Therapie- und Suchterfahrungen in der Regel sehr heterogen ist, haben Teilnehmer auch die Gelegenheit, sich untereinander über Möglichkeiten des Hilfesystems auszutauschen (Ressourcen für Problemanalysen und -lösungen). Was den Verlauf der Entzugsbehandlung betrifft, befinden sich die Teilnehmer meist in unterschiedlichen Stadien, sodass die Teilnehmer untereinander als Modell genutzt werden können und sich gegenseitig ermutigen können, die schwierige Zeit um den „Nulltag" herum durchzustehen (Unterstützungsfunktion der Gruppenmitglieder, Möglichkeiten zum Modelllernen).

b) Grenzen

Grenzen sind im Rahmen der qualifizierten Entzugsbehandlung durch die relativ kurze Behandlungsdauer und durch die offene Gruppe gegeben, d.h. in der Gruppe findet häufig ein Wechsel der Teilnehmer statt, was für Gruppenkohäsion und Vertrauensbildung hinderlich ist. Hinsichtlich der Selbstöffnung in der Gruppe ist auf die Eigenverantwortung hinzuweisen (Regel 7 der Gruppenregeln, siehe Kapitel II.2.2).

Eine vertiefende Bearbeitung individueller Probleme ist im Rahmen des standardisierten, manualisierten Vorgehens nur begrenzt möglich. In besonderen Krisensituationen kann eine Intervention im Rahmen eines Einzelgespräches erforderlich sein.

4.3 Störungen in der Gruppe

Im Folgenden werden einige der häufiger auftretenden Störungen aufgeführt:

- Es entwickelt sich in der Sitzung eine Dynamik, bei der die Teilnehmer die Gruppe nutzen, um Suchtmittelkonsum zu verherrlichen, Probleme zu bagatellisieren oder mit Erlebtem zu prahlen. Diese Eigendynamik süchtigen Verhaltens hat zur Folge, dass bei vielen Verlangen nach Suchtmitteln entsteht. Der Therapeut kann diese Dynamik frühzeitig abbremsen, indem die entsprechenden Teilnehmer darauf hingewiesen werden, dass sie „Suchtdruck" erzeugen. Andere Gruppenteilnehmer sollten ermutigt werden, diesen Sog wahrzunehmen und andere darauf hinzuweisen, dass sie verherrlichen, prahlen oder bagatellisieren.
- Ein Gruppenmitglied dominiert das Geschehen und die anderen überlassen ihm den gesamten Raum, um zu verfolgen, wie sich der Therapeut mit dem einzelnen Patienten abmüht und die anderen Teilnehmer aus dem Blick verliert.
- Ein Nebenschauplatz wird eröffnet (Erinnerung an die Gruppenregeln 4 und 5: „Es kann nur einer reden", siehe Kapitel II.2.2).
- Die Gruppe bezieht ihren Zusammenhalt und eine Identität aus einem gemeinsamen Feindbild: Den Feind stellt der Therapeut oder die behandelnde Institution dar.

Die aufgabenorientierte und themenzentrierte Anleitung der Gruppensitzungen und ein für die Teilnehmer relevantes Thema begünstigen eine konstruktive Kooperation in der Gruppe. Viel Raum zur ungelenkten Beschäftigung innerhalb einer Gruppe führt je nach Gruppenkonstellation vermehrt zu den genannten Störungen.

4.4 Burn-out-Prophylaxe für Therapeuten

Die Anforderungen an den Therapeuten sind hoch. Für die Durchführung der Gruppensitzungen ist ein großes Geschick notwendig, um zur Mitarbeit zu motivieren und genügend Raum für Erfahrungsaustausch und Gestaltung durch die Teilnehmer zu geben. Dabei ist es jedoch wichtig, so zu strukturieren, dass destruktiver Eigendynamik vorgebeugt wird. Störungsspezifisches Wissen auch im Hinblick auf Komorbiditäten und Persönlichkeitsstörungen (meist dissoziale und Borderline-Persönlichkeitsstörungen) ist notwendig, um einzelne Verhaltensweisen von Gruppenmitgliedern besser verstehen zu können und entsprechend intervenieren zu können.

Ein dem Störungsbild angemessenes Anspruchsniveau ist deshalb besonders notwendig, da die Abbruchquote der Behandlung höher liegt als bei anderen Gruppenbehandlungen und die Rückfallquote hoch ist. Das heißt: Viele Patienten kommen wiederholt auf die Station, manche haben deutlich körperlich, psychisch und sozial abgebaut. So lässt sich über mehrere Aufenthalte eine verlässliche Beziehung zu dem Patienten aufbauen und vertiefen und die Inhalte der Gruppensitzungen können auf die aktuelle Lebenssituation angepasst werden.

Große Bedeutung kommt dem Verständnis der Entwicklung von Veränderungsmotivation zu. Die Einstufung einzelner Gruppenmitglieder in das Modell von Prochaska und DiClemente (1984; siehe Kapitel II.3.2.5) kann helfen, sich das Unvermögen des Patienten zu verdeutlichen, statt es als absichtlichen „Widerwillen“ aufzufassen.

Verstrickungen zwischen Therapeut und Patienten werden deutlich, wenn der Therapeut bemerkt, dass er ein Gruppenmitglied übermäßig konfrontieren oder bevorzugen will. Beratung mit einem Supervisor oder kollegiale Intervision können die Verstrickungen auflösen und die Interaktion wieder professionell werden lassen. Super- oder Intervision ist auch bei der Konfrontation mit besonders belastenden Gewalt- und Opfererfahrungen von Gruppenteilnehmern zu empfehlen, um eigene Betroffenheit austauschen zu können und Schicksale, die besonders berühren, in den beruflichen Erfahrungsschatz integrieren zu können.

Zur eigenen Psychohygiene sollte das eigene Befinden im Anschluss an die Gruppe reflektiert und nicht vernachlässigt werden: *Wie geht es mir nach der Gruppe?* Ein Grundsatz zur Vorbeugung eines Burn-outs ist, als Therapeut nicht mehr zu arbeiten als die Patienten, was bei demotivierten, passiv-fordernden Gruppen manchmal schnell passieren kann. Ideal ist die Zusammenarbeit mit einem Co-Therapeuten, um professionell und mit Freude in diesem Arbeitsbereich tätig sein zu können.

5 Zusammenfassung

Auf den vorangehenden Seiten haben wir das GAMOA-Therapiemanual, bestehend aus 27 Therapiemodulen zu den fünf übergeordneten Themenbereichen

- Themenbereich Psychoedukation (Kapitel II.3.1)
- Themenbereich Aufbau von Veränderungsmotivation (Kapitel II.3.2)
- Themenbereich Umgang mit Drogenverlangen (Kapitel II.3.3)
- Themenbereich Rückfallprophylaxe (Kapitel II.3.4) und
- Themenbereich Abstinente Zielaufrechterhaltung (Kapitel II.3.5)

vorgestellt.

Die Entwicklung der GAMOA-Therapiemodule erfolgte kontinuierlich über mehrere Jahre im Rahmen einer niedrigschwelligen qualifizierten Entzugsstation für opiatabhängige Patienten. Der besondere Vorteil der GAMOA liegt in ihrer flexiblen Handhabung, die es dem jeweiligen Therapeuten erlaubt, Module je nach Gruppenzusammensetzung und Informationsbedürfnis der Teilnehmer einzusetzen. Insofern wirkt der Begriff eines GAMOA-Manuals möglicherweise irreführend, da es sich bei der GAMOA, wie auch ausführlich in Kapitel II.2 dargelegt, um in sich abgeschlossene Therapiebausteine handelt, die in einem „offenen Gruppensetting" mit rasch wechselnden Teilnehmern anwendbar sind. Gleichwohl bieten die übergeordneten Themenbereiche dem Therapeuten auch die Möglichkeit, einzelne Aspekte (z.B. Veränderungsmotivation) zu vertiefen, indem diese Module in enger zeitlicher Abfolge bearbeitet werden (z.B. bei Gruppen mit geringer Patientenfluktuation im ambulanten Bereich).

Darüber hinaus sollte angemerkt werden, dass die jetzt vorliegenden GAMOA-Module das Ergebnis eines mehrjährigen Prozesses sind, in dem einzelne Module im Lauf der Zeit stärkeres Gewicht bekamen, zunehmend präziser ausgearbeitet wurden und sich theoretisches Fachwissen in der Praxis bewähren konnte.

Wir verstehen unsere praxisnahe Tätigkeit mit der GAMOA jedoch weiterhin als einen kontinuierlichen Prozess, aus dem heraus sich auch zukünftig in enger Rückkopplung mit unseren Patienten neue GAMOA-Module entwickeln oder bereits bestehende GAMOA-Bausteine modifiziert werden können.

Wir würden uns wünschen, dass die GAMOA-Therapiebausteine auch in anderen qualifizierten Entzugsstationen oder an anderen Stellen des Drogenhilfesystems (z.B. ambulante Rehabilitation, psychosoziale Begleitung im Rahmen der Methadon-Substitution) Anwendung und Akzeptanz finden. Wir möchten deshalb Therapeuten, die zukünftig mit dem Manual arbeiten werden, ausdrücklich dazu motivieren, uns eine Rückmeldung über die Anwendbarkeit der GAMOA in ihrer Einrichtung zu geben. Wir freuen uns in diesem Zusammenhang besonders über jede kritische Anmerkung und Diskussion.

III. Literatur

Literatur

Altmann, J., Everitt, B.J., Glautier, S., Markou, A., Nutt, D., Oretti, R., Phillips, G.D. & Robbins, T.W. (1996). The biological, social and clinical basis of drug addiction: commentary and debate. *Psychopharmacology, 125,* 285–345.

American Psychiatric Association (APA) (1994). *Diagnostic criteria from DSM-IV.* Washington, D.C.: American Psychiatric Association.

Beck, A.T., Wright, F.D., Newman, C.F. & Liese, B.S. (1997). *Kognitive Therapie der Sucht.* Weinheim: Beltz/PVU.

Buchholz, K.K., Cadoret, R., Cloninger, C.R., Dinwiddie, S.H., Hesselbrock, V.M., Nurnberger, J.I. Jr., Reich, T., Schmidt, I. & Schuckit, M.A. (1994). A new, semi-structured psychiatric interview for use in genetic linkage studies: A report on the reliability of the SSAGA. *Journal of Studies on Alcohol, 55,* 149–158.

Dayan, P. (2009). Dopamine, reinforcement learning, and addiction. *Pharmacopsychiatry, 42*(1), 56–65.

DiChiara, G. & North, R.A. (1992). Neurobiology of opiate abuse. *Trends in Pharmacological Science, 13,* 95–137.

Fiedler, P. (1996). *Verhaltenstherapie in und mit Gruppen.* Weinheim: Psychologie Verlags Union.

Franke, P. (2003). Geschlechtsunterschiede in der genetischen Übertragung bei Suchterkrankungen – eine Übersicht basierend auf Familien-, Zwillings- und Adoptionsstudien. *Journal für Neurologie, Neurochirurgie und Psychiatrie, 4,* 21–28.

Gölz, J. (Hrsg.). (1995). *Der drogenabhängige Patient.* München: Urban & Schwarzenberg.

Gößling, H.W., Gunkel, S., Schneider, U. & Melles, W. (2001). Häufigkeit und Bedingungsfaktoren des Behandlungsabbruchs im stationären Drogenentzug. *Fortschritte der Neurologie-Psychiatrie, 69,* 474–481.

Grüsser, S.M. & Thalemann, C.N. (2006). *Verhaltenssucht.* Bern: Huber.

Hemby, S.E., Co, C., Dworkin, S.I. & Smith, J.E. (1999). Synergistic elevations in nucleus accumbens extracellular dopamine concentrations during self-administration of cocaine/ heroin combinations (speedball) in rats. *Journal of Pharmacology and Experimental Therapeutics, 288,* 274–280.

Keppel, S., Dilg, C. & Franke, P. (2001). Test-Retest und Interrater-Reliabilität des Semistrukturierten Interviews zur Genese von Alkohol- und Drogenabhängigkeit (SIGAD). *Suchtmedizin, 3* (4), 217–224.

Koob, G.F. (1992). Neuronal mechanisms of drug reinforcement. *Annal of the New York Academy of Sciences, 654,* 171–191.

Koob, G.F. (1996a). Drug addiction: the yin and yang of hedonic homeostasis. *Neuron, 16,* 893–896.

Koob, G.F. (1996b). Hedonic valence, dopamine and motivation. *Molecular Psychiatry, 1,* 186–189.

Koob, G.F. & LeMoal, M. (1997). Drug abuse: hedonic homeostatic dysregulation. *Science, 278,* 52–57.

Ledent, C., Valverde, O., Cossu, G., Petitet, F., Aubert, J.F., Beslot, F., Bohme, G.A., Imperato, A., Pedrazzini, T., Roques, B.P., Vassart, G., Fratta, W. & Parmentier, M. (1999). Unresponsiveness to cannabinoids and reduced addictive effects of opiates in CB1 receptor knock-out mice. *Science, 15,* 401–404.

Le Moal, M. (2009). Drug abuse: vulnerability and transition to addiction. *Pharmacopsychiatry, 42*(1), 42–55.

Lindenmeyer, J. (2001). *Lieber schlau als blau*. Weinheim: Beltz.

Marlatt, G.A. & Gordon, J.R. (1985). *Relapse prevention: Maintenance strategies in the treatment of addictive behaviors*. New York: Guilford Press.

Matthes, H.W., Maldonado, R., Simonin, F., Valverde, O., Slowe, S., Kitchen, I., Befort, K., Dierich, A., Le Meur, M., Dolle, P., Tzavara, E., Hanoune, J., Roques, B.P. & Kieffer, B.L. (1996). Loss of morphine-induced analgesia, reward effect and withdrawal symptoms in mice lacking the mu-opioid-receptor gene. *Nature, 383,* 819–823.

Miller, W.R. & Rollnick, S. (1991). *Motivational interviewing: preparing people to change addictive behaviors*. New York: Guilford Press.

Mucha, R.F., Gritti, M.D. & Kim, C. (1986). Aversive properties of opiate withdrawal studied in rats. *NIDA Research Monograph, 75,* 567–570.

Prochaska, J.O. & DiClemente, C.C. (1984). Self change processes, self efficacy and decisional balance across five stages of smoking cessation. *Progress in Clinical and Biological Research, 156,* 131–140.

Röttgen, A. (2005). *Einflussfaktoren auf den Verlauf einer qualifizierten Opiatentzugsbehandlung* (Dissertation an der Rheinischen Friedrich-Wilhelms-Universität Bonn; unveröffentlichtes Manuskript). Rheinische Friedrich-Wilhelms-Universität Bonn.

Schwoon, D.R. & Krausz, M. (1990). Psychiatrie und Sucht. Anmerkungen zu einem zwiespältigen Verhältnis. In D.R. Schwoon & M. Krausz (Hrsg.), *Suchtkranke – Die ungeliebten Kinder der Psychiatrie* (S. 3–15). Stuttgart: Enke.

Schuster, C.R. & Johanson, C.E. (1981). Animal models of self-administration. *Advances in Substance Abuse, 2,* 219–297.

Tanda, G., Pontieri, F.E. & DiChiara, G. (1997). Cannabinoid and heroin activation of mesolimbic dopamine transmission by a common m1-opioid receptor mechanism. *Science, 276,* 2048–2053.

Valverde, O., Maldonado, R., Valjent, E., Zimmer, A.M. & Zimmer, A. (2000). Cannabinoid withdrawal syndrome is reduced in pre-proenkephalin knock-out mice. *Journal of Neuroscience: The Official Journal of the Society for Neuroscience, 20,* 9284–9289.

Weltgesundheitsorganisation (WHO) (1991). *ICD-10: Internationale Klassifikation psychischer Störungen*. Genf: World Health Organisation.

Zilles, K. & Rehkämper, G. (1994). *Funktionelle Neuroanatomie – Lehrbuch und Atlas* (2., korr. Auflage). Berlin/Heidelberg: Springer.

IV. Materialien

Materialien

Arbeitsblätter

Handouts

Arbeitsblätter

Arbeitsblatt 1: Skalierung zur Selbsteinschätzung

Beispiel einer Skala: Drogenverlangen

Auf einer Skala von 0 bis 10: Wie hoch schätzen Sie im Moment Ihren Suchtdruck (Ihr Drogenverlangen) ein?
(Suchtdruck meint Ihr Verlangen zu konsumieren; und zwar vom Kopf her in Form von Gedanken und Bildern.)

10 – Mein Verlangen, Drogen zu nehmen, ist im Moment maximal stark

0 – Ich habe im Moment kein Verlangen, Drogen zu konsumieren

Beispiel einer Skala: Selbstbestimmung

Auf einer Skala von 0 bis 10: Wie hoch schätzen Sie im Moment Ihre Selbstbestimmung ein?
(Selbstbestimmung meint Ihre Einschätzung, wie viele Anteile für ein drogenfreies Leben in Ihrer Hand liegen; es geht um die momentane Einschätzung Ihrer Überzeugung. Mit dieser Skala ist keine Zukunftsprognose, Garantie oder Ähnliches gemeint.)

10 – Es liegt allein in meiner Hand, keine Drogen zu nehmen

0 – Ich bin hilflos, machtlos; es liegt nicht in meiner Hand, ohne Drogen zu leben

Arbeitsblatt 2: Wochenrückblick

Was hat mich in dieser Woche ...

... gefreut?

... verärgert?

... enttäuscht?

... hoffnungsvoll gestimmt?

Arbeitsblatt 3: Therapieziele

(nach Lindenmeyer, 2001)

Nachfolgend finden Sie eine Auflistung möglicher Therapieziele. Bitte beurteilen Sie, wie wichtig die genannten Ziele für Sie persönlich sind:

Das Therapieziel	ist für mich ... sehr wichtig	ist für mich ... nicht so wichtig	ist für mich ... gar nicht wichtig
1. Mit dem Verlangen nach Drogen umgehen können, ohne rückfällig zu werden			
2. Probleme anpacken, statt sie hinauszuschieben			
3. Meine körperlichen Grenzen besser akzeptieren können			
4. Mit negativen Gefühlen wie Trauer, Enttäuschung, Ärger besser umgehen können			
5. Angebote oder Forderungen anderer ablehnen können			
6. Zutrauen zu meinen Fähigkeiten haben			
7. Meine Gefühle besser wahrnehmen und frühzeitiger merken, was mit mir los ist			
8. Hilfe annehmen können			
9. Schlechtes Gewissen oder Schuldgefühle abbauen			
10. Meine Gefühle offener ausdrücken und mehr aus mir herausgehen			
11. Mich mit mir selbst beschäftigen können			
12. Weniger Angst davor haben, Fehler zu machen			
13. Mich von Misserfolgen nicht so leicht entmutigen lassen			
14. Meine Ziele nicht so hoch stecken			
15. Mich selbst versorgen können (kochen, waschen, bügeln)			
16. Herausfinden, was mir gut tut und wie ich mich häufiger wohl fühlen kann			
17. Mich mit Partner oder Familie aussprechen können			
18. Weniger Angst vor dem Alleinsein haben			
19. Einen neuen oder geeigneten Arbeitplatz finden			
20. Mit Geld umgehen und finanzielle Dinge regeln können			

Arbeitsblatt 4: Pro und Contra

Leben mit Drogen		drogenfreies Leben	
Vorteile	Nachteile	Vorteile	Nachteile

Arbeitsblatt 5: „Zukunftswerkstatt“

Was möchte ich ...

... in ***einem*** Monat ...

... in ***sechs*** Monaten ...

... in ***einem*** Jahr ...

... in ***fünf*** Jahren ...

... erreicht haben?

Arbeitsblatt 6:
Ziele im Umgang mit Drogen

Meine Ziele im Umgang mit Drogen sind:

Heroin ...	❑ ... nehmen wie bisher ❑ ... kontrolliert nehmen ❑ ... die meiste Zeit clean bleiben und nur ab und zu was nehmen ❑ ... erstmal über längere Zeit clean bleiben und dann weitersehen ❑ ... nie wieder nehmen
Methadon ...	❑ ... nehmen wie bisher ❑ ... kontrolliert nehmen ❑ ... die meiste Zeit clean bleiben und nur ab und zu was nehmen ❑ ... erstmal über längere Zeit clean bleiben und dann weitersehen ❑ ... nie wieder nehmen
Kokain ...	❑ ... nehmen wie bisher ❑ ... kontrolliert nehmen ❑ ... die meiste Zeit clean bleiben und nur ab und zu was nehmen ❑ ... erstmal über längere Zeit clean bleiben und dann weitersehen ❑ ... nie wieder nehmen
Alkohol ...	❑ ... trinken wie bisher ❑ ... kontrolliert trinken ❑ ... die meiste Zeit nichts trinken und nur ab und zu was trinken ❑ ... erstmal über längere Zeit nichts trinken und dann weitersehen ❑ ... nie wieder trinken
Haschisch ...	❑ ... nehmen wie bisher ❑ ... kontrolliert nehmen ❑ ... die meiste Zeit nichts nehmen und nur ab und zu was nehmen ❑ ... erstmal über längere Zeit nichts nehmen und dann weitersehen ❑ ... nie wieder nehmen
Ecstasy ...	❑ ... nehmen wie bisher ❑ ... kontrolliert nehmen ❑ ... die meiste Zeit clean bleiben und nur ab und zu was nehmen ❑ ... erstmal über längere Zeit clean bleiben und dann weitersehen ❑ ... nie wieder nehmen
Tabletten wie Diazepam, Flunitrazepam, Rohypnol u.Ä. ...	❑ ... nehmen wie bisher ❑ ... kontrolliert nehmen ❑ ... die meiste Zeit keine nehmen und nur ab und zu welche nehmen ❑ ... erstmal über längere Zeit keine nehmen und dann weitersehen ❑ ... nie wieder nehmen
Amphetamine ...	❑ ... nehmen wie bisher ❑ ... kontrolliert nehmen ❑ ... die meiste Zeit nichts nehmen und nur ab und zu was nehmen ❑ ... erstmal über längere Zeit nichts nehmen und dann weitersehen ❑ ... nie wieder nehmen

Arbeitsblatt 7:
Wörterbuch der Drogensprache

Begriff aus der Drogensprache	„Neutraler“ Begriff

Arbeitsblatt 8: Risikosituationen*

Bitte schätzen Sie die *Stärke Ihres Verlangens* und die *Wahrscheinlichkeit* des Drogenkonsums auf einer Skala von 1 bis 10 hinsichtlich folgender Beispielsituationen ein. Überlegen Sie sich eigene Risikosituationen, die für Sie persönlich bisher zu starkem Verlangen und/oder zu Drogenkonsum geführt haben.

Situation	**Stärke des Verlangens**	**Wahrscheinlichkeit des Konsums**
1. Ich befinde mich an einem Ort, an dem ich früher Drogen konsumiert habe.		
2. Ich bin mit Leuten zusammen, mit denen ich früher Drogen genommen habe.		
3. Ich sehe Leuten dabei zu, wie sie Drogen nehmen.		
4. Ich denke daran, wie es das letzte Mal war, als ich Drogen genommen habe.		
5. Ich rede mit jemandem darüber, wie es ist, Drogen zu nehmen.		
6. Mein Freund bietet mir Suchtmittel an.		
7. Mir ist langweilig.		
8. Ich habe gerade Geld bekommen.		
9. Ich trinke Alkohol.		
10. Ich bin auf einer Party.		
11. Ich fühle mich großartig.		
12. Ich bin ärgerlich.		
13. Ich ärgere mich über meinen (Ehe-)Partner.		
14. Jemand kritisiert mich.		
15. Ich habe nichts genommen und trotzdem ist die Urinprobe positiv.		
16. Ich sehe mir einen Film an, in dem es um Drogen geht.		
17. Ich bin sehr angespannt.		
18. Ich habe schon seit langem keine Drogen mehr genommen.		
19. Ich habe Schmerzen.		
20. Ich stehe auf der Arbeit unter Druck.		
21. Meine Familie nörgelt wegen meines Drogenkonsums an mir herum.		
22. Jemand, der mir viel bedeutet, ist schwer krank.		
23. Ich bin frustriert.		
24. ...		

* In Anlehnung an „Relapse Prediction Scale" nach Fred D. Wright (aus Beck et al., 1997)

Arbeitsblatt 9: Rückfallanalyse

Hatten Sie schon einmal einen Rückfall, nachdem Sie entgiftet waren?
Wenn ja, dann versuchen Sie bitte, die Situation, in der Sie sich zu diesem Zeitpunkt befanden, genau zu beschreiben. Denken Sie daran, wie zu diesem Zeitpunkt Ihr Tagesablauf aussah und mit wem Sie Ihre Zeit verbracht haben. Erinnern Sie sich daran, wie es Ihnen damals körperlich und psychisch ging und welche Gedanken Sie beschäftigt haben. Wenn Sie mehrere Rückfälle erlebt haben, schildern Sie bitte den Rückfall, der Ihnen am besten in Erinnerung ist.

Wenn nein, dann versuchen Sie bitte, sich eine Situation vorzustellen, die für Ihren Vorsatz, ohne Drogen zu leben, gefährlich sein könnte. Berücksichtigen Sie dabei ebenfalls die verschiedenen Lebensbereiche.

Wie sah mein Tagesablauf aus?

Wie war meine körperliche Verfassung?

Mit wem hatte ich Kontakt (Freunde/Familie)?

Wie ging es mir gefühlsmäßig?

Welche Gedanken haben mich beschäftigt?

Arbeitsblatt 10: Terminkalender – Planung für die Zeit nach dem Entzug

Meine langfristigen Ziele sind:

____

____

	Vormittag	**Nachmittag**	**Abend**
1. Wochentag Datum: ________			
2. Wochentag Datum: ________			
3. Wochentag Datum: ________			
4. Wochentag Datum: ________			
5. Wochentag Datum: ________			
1. Wochenende Datum: _________			

Arbeitsblatt 11: Notfallkarte

NOTFALLKARTE		
Was hilft mir gegen Drogenverlangen? Was kann ich in einer „schwierigen“ Situation tun?	**Wen kann ich anrufen?**	**Warum will ich clean bleiben? Mein Motto, wofür es sich lohnt:**

Arbeitsblatt 12: Erste-Hilfe-Karte

ERSTE HILFE		
Was kann ich tun, wenn ich doch konsumiert habe?	**Wen kann ich anrufen?**	**Warum will ich clean bleiben? Mein Motto, wofür es sich lohnt:**

Arbeitsblatt 13:
Persönliche Standortbestimmung

2) Soll-Zustand

1) Bilanz des Ist-Zustandes

Arbeitsblatt 14: Freizeitgestaltung

Welche Aktivitäten machen oder machten Ihnen in Ihrer Vergangenheit Spaß?

Wie wollen Sie Ihre Freizeit in Zukunft gestalten, ...

... wenn Sie **eine Stunde** zur Verfügung haben?

... wenn Sie **einen Nachmittag** zur Verfügung haben?

... wenn Sie **einen Wochentag** zur Verfügung haben?

... wenn Sie **ein Wochenende** zur Verfügung haben?

Arbeitsblatt 15: Angenehme Ereignisse

Im Folgenden finden Sie eine Liste mit Vorschlägen für angenehme Ereignisse. Überlegen Sie sich, wie angenehm die Vorschläge für Sie sind oder wären. Haben Sie die Aktivitäten im letzten Monat häufiger als viermal erlebt? Kreuzen Sie bitte an, was für Sie persönlich zutrifft!

Das tut mir gut ...	**finde ich eher unangenehm oder „egal“**	**finde ich einigermaßen angenehm**	**finde ich sehr angenehm**	**habe ich häufiger als viermal im letzten Monat erlebt**
1. Briefe oder Tagebuch schreiben				
2. jemanden kennenlernen				
3. ins Kino gehen				
4. mich mit Tieren beschäftigen				
5. Essen kochen				
6. einen Spaziergang machen				
7. mich künstlerisch betätigen (malen, zeichnen, werken ...)				
8. Karten spielen				
9. ein persönliches Problem lösen				
10. in der Sonne sitzen				
11. gut essen				
12. mit jemandem zusammen sein, den ich mag				
13. ein Bad nehmen				
14. Musik hören				
15. Zeitung lesen				
16. sich entspannen				
17. Sport machen				
18. Telefongespräche führen				
19. Gesellschaftsspiele spielen				
20. tanzen				
21. Zukunftspläne schmieden				
22. eine schwierige Aufgabe meistern				
23. Freunde besuchen				
24. lachen				
25. aufräumen				
26. eine offene und ehrliche Unterhaltung führen				
27.				
28.				
29.				
30.				

Arbeitsblatt 16: Erstellen der Netzwerkkarte

Erstellen der Netzwerkkarte:

1) Überlegen Sie, in welchen unterschiedlichen Bereichen Ihres Lebens Sie Kontakt zu Menschen haben (zum Beispiel: Familie, Freundeskreis, Bekanntenkreis, Nachbarschaft, Arbeit/Job, Arzt, Drogenberatung, Selbsthilfegruppe, Freizeit etc.).
2) Schreiben Sie zu jedem Ihrer Lebensbereiche die Personen auf, die für Sie in irgendeiner Weise wichtig sind; dazu können angenehme, aber auch belastende Kontakte gehören.

1) Bereiche, in denen ich mit Menschen Kontakt habe:	2) Personen aus diesem Bereich, die mir etwas bedeuten:

Arbeitsblatt 17: Mein soziales Netz

Mein soziales Netz

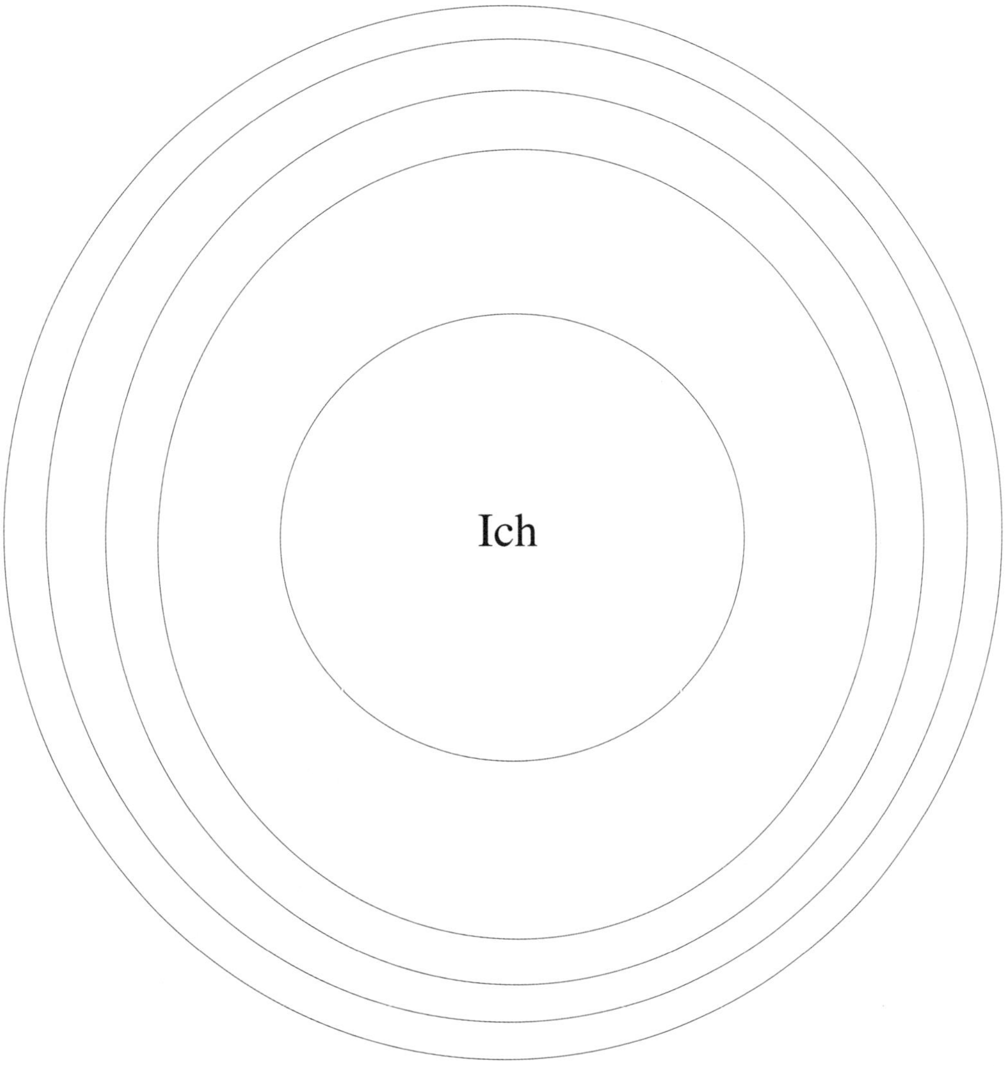

Arbeitsblatt 18: Selbstreflexion

Was mag ich an mir? **Was gefällt mir an mir selbst gut?** **Was kann ich gut?**

Was mag ich an mir selbst nicht? **Was fällt mir schwer?**

Handouts

Handout 1: Drogennotfalltraining

Drogennotfall	Wie erkennen?
Überdosis	– Person wird schläfrig/bewusstlos aufgefunden – herumliegende Drogenutensilien – Person ist ggf. als Drogenkonsument bekannt
Krampfanfall	– Krampfanfall wird direkt beobachtet (großer epileptischer Anfall mit tonisch-klonischen Zuckungen, ggf. Initialschrei, Einnässen, Zungenbiss)
Reaktion auf beigefügte Streckmittel („Shake“)	– Schlechte Befindlichkeit unmittelbar nach i.v. Einnahme von Drogen – Schüttelfrost, Zittern – Patient ist in der Regel ansprechbar
Paranoide psychotische Episode nach Kokain-Einnahme („Kokain-Paranoia“)	– Person ist nach Kokain-Einnahme extrem ängstlich, misstrauisch, agitiert – ggf. Halluzinationen

Handout 2: Kriterien für Abhängigkeit

Allgemeine Kriterien für (Heroin-)Abhängigkeit*	Eigene Erfahrungen/Alter, zum ersten Mal bemerkt/ ggf. Beispiele ...
1. Starkes Verlangen nach der Droge („Zwang“, „Drogenhunger“, „Suchtdruck“, „Craving“)	
2. Kontrollverlust oder erfolglose Versuche, drogen-abstinent zu sein	
3. Körperliche Entzugserscheinungen nach Absetzen oder Reduktion der Drogenmenge	
4. Toleranzentwicklung gegenüber den Wirkungen der Droge	
5. Vernachlässigung von Interessen, Verpflichtungen und sonstigen Aufgaben oder viel Zeit für Beschaffung und Konsum	
6. Weiterer Drogenkonsum trotz eindeutig schädlicher Folgen	

Anmerkung: * Nach ICD-10 (WHO, 1991); drei oder mehr Kriterien sind mindestens einen Monat lang zusammen aufgetreten oder drei oder mehr Kriterien haben innerhalb von 12 Monaten wiederholt bestanden.

Handout 3: Hepatitis-Information

	Hepatitis A	Hepatitis B	Hepatitis C
Erreger	Hepatitis-A-Virus (HAV)	Hepatitis-B-Virus (HBV)	Hepatitis-C-Virus (HCV)
Übertragungsart/ Infektionsquelle	– in der Regel wird der Erreger oral (mit dem Mund) aufgenommen – Infektion durch unhygienische Verhältnisse, schlechtes Trinkwasser und verdorbene Speisen – selten über Blut	– durch Hepatitis-B-infizierte Patienten über kleinste Verletzungen oder gemeinsames Benutzen von Spritzen etc. – sexuelle Übertragung – Erreger im Blut, Sperma, Tränenflüssigkeit, Speichel u.a.	– durch Hepatitis-C-infizierte Patienten über kleinste Verletzungen oder gemeinsames Benutzen von Spritzen etc. – Erreger im Blut, Sperma, Tränenflüssigkeit, Speichel u.a.
Krankheitsverlauf	– heilt in ca. 100 % der Fälle aus – keine Wiedererkrankung	– mehr als 90 % heilen aus – keine Wiedererkrankung – 5–10 % chronischer Verlauf; führt in 50 % unbehandelt zur Zirrhose	– 20–50 % heilen aus – 50–80 % chronischer Verlauf; führt in 20 % der Fälle zur Zirrhose
Therapiemöglichkeiten	– keine spezielle Therapie	– bei chronischem Verlauf Therapie z.B. mit Interferon (u.a.) möglich	– bei chronischem Verlauf Therapie z.B. mit Interferon (u.a.) möglich
Schutzmaßnahmen	– Impfung möglich – Hygienemaßnahmen	– Impfung möglich – niemals „Spritzbesteck“ von anderen oder Teile davon gemeinsam mit anderen benutzen – Kondome verwenden	– keine Impfung – niemals „Spritzbesteck“ von anderen oder Teile davon gemeinsam mit anderen benutzen – Kondome verwenden

Handout 4: Therapiemöglichkeiten

Ambulant	Stationär
– Ambulante Entzugsbehandlung bei suchttherapeutisch erfahrenem Arzt – Ambulante psychiatrische Behandlung bei Begleiterkrankungen (Doppeldiagnosen) – Suchtspezifische Psychotherapie beim niedergelassenen Psychotherapeuten – Einzelgespräche in der Drogenberatung oder Suchtambulanz – Gruppentherapie in der Drogenberatung (Motivations-, Therapievorbereitungs-, Nachsorgegruppe u.a.) – Nemexin-Behandlung mit begleitendem psychotherapeutischem Angebot – Substitutionsbehandlung (vorübergehend oder längerfristig) mit psychosozialer Begleitung – Aids-Hilfe – Junkie-Bund – Selbsthilfegruppen	– Qualifizierte stationäre Entzugsbehandlung – Stationäre psychiatrische Behandlung bei Begleiterkrankungen (Doppeldiagnosen) – Langzeitentwöhnungstherapie – Kurzzeittherapie – Wiederauffrischungstherapie – Nachsorge/Adaption – Betreutes Wohnen in Wohngemeinschaft – Betreutes Einzelwohnen in eigener Wohnung – Lebensgemeinschaften (wie „Synanon“) – Übergangseinrichtungen, -wohnheime

Handout 5: Erläuterungen zur Behandlung mit einem „Opiatblocker“

	Patient 1	**Patient 2**
Entzugsbehandlung abgeschlossen	ja	ja
anschließende Behandlung	Naltrexon-Therapie + ambulante Psychotherapie	keine Behandlung
rückfallgefährdende Situation	Suchtdruck Gedanke an Heroin	Suchtdruck Gedanke an Heroin
Heroin-Konsum („Vorfall“)	Heroin ist wirkungslos	Patient verspürt positive Heroinwirkung
weiterer Verlauf	Aufarbeitung der Bedingungen des „Vorfalls“ mit Therapeuten Aufrechterhaltung der Abstinenz möglich, da positive Wirkung von Heroin ausblieb ➜ kein/geringer Suchtdruck	„Vorfall“ bleibt unbearbeitet Aufrechterhaltung der Abstinenz erschwert, da positive Wirkung von Heroin wieder gespürt ➜ verstärkter Suchtdruck
Rückfallgefahr	geringer	größer

Handout 6: Phasen der Veränderung

Drama in fünf Akten

1. Akt
Ich geh die Straße entlang.
Im Gehweg ist ein tiefes Loch.
Ich falle hinein.
Ich bin hoffnungslos verloren.
Ich kann nichts dafür.
Es dauert ewig, bis ich
wieder rausfinde.

2. Akt
Ich geh dieselbe Straße entlang.
Im Gehweg ist ein tiefes Loch.
Ich tue, als würde ich es nicht sehen.
Ich falle wieder hinein.
Ich kann's nicht glauben,
dass ich schon wieder da drinsitze.
Aber ich kann nichts dafür.
Es dauert wieder ewig,
bis ich rausfinde.

3. Akt
Ich geh dieselbe Straße entlang.
Im Gehweg ist ein tiefes Loch.
Ich sehe, dass es da ist.
Ich falle trotzdem rein ...
Aus Gewohnheit.
Meine Augen sind offen.
Ich weiß, wo ich bin.
Ich bin hoffnungslos verloren.
Ich kann was dafür.
Ich steige sofort raus.

4. Akt
Ich geh dieselbe Straße entlang.
Im Gehweg ist ein tiefes Loch.
Ich geh drum herum.

5. Akt
Ich nehme eine andere Straße.

Handout 7: Fallbeispiel „Herr S.“

Herr S.: „Gute Vorsätze“

Herr S. fährt mit dem Zug zurück in seine Heimatstadt.

Er steigt am Bahnhof aus und entschließt sich, den Rest des Weges nach Hause zu Fuß zurückzulegen.

„Nach sechs Monaten Entwöhnungstherapie in einem abgeschieden gelegenen Therapiedorf fühlt es sich gut an, wieder seine eigenen Wege gehen zu können“, denkt Herr S. „Kein Heroin seit sechs Monaten – nicht schlecht.“

Als er in eine ihm aus früheren Zeiten vertraute Straße einbiegt, bemerkt er plötzlich, wie sein Magen anfängt zu knurren. Ihm bricht der Schweiß aus, er bekommt Kälteschauer, verkrampft die Hände in der Tasche und versucht, den Geschmack auf der Zunge zu ignorieren. Er muss gähnen, seine Augen beginnen zu tränen, er bekommt Panik und der Wunsch nach Heroin beginnt sich in die Magengrube einzubrennen.

„So viel zum Thema ‚Gute Vorsätze‘“, sagt Herr S. zu sich selbst, während er an einer ihm aus „alten Zeiten“ bekannten Tür läutet.

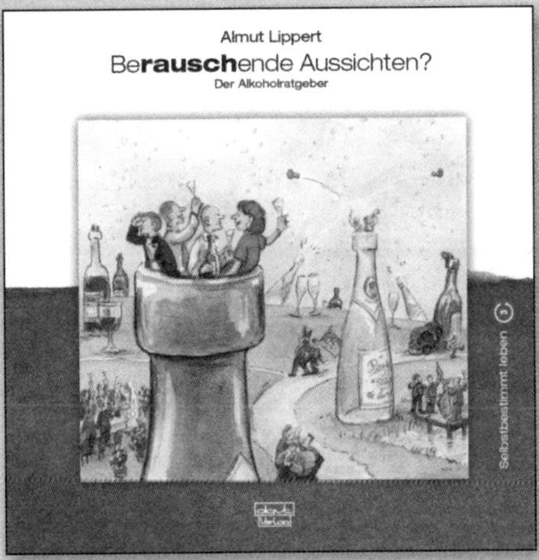

Almut Lippert

Berauschende Aussichten?

Der Alkoholratgeber

Selbstbestimmt leben, Band 3

2008
206 Seiten, Hardcover, mit zahlreichen farbigen Abbildungen
EUR 29,80
ISBN 978-3-87159-503-5

Statistiken zur Suchtgefährdung zeigen wenig berauschende Aussichten, wohin der Genuss von Alkohol führen kann. Doch warum wird aus dem harmlosen Genuss so häufig ein schwerwiegendes Problem? Wer ist gefährdet und wie trinkt man eigentlich richtig? Diese und andere Fragen beantwortet dieses Buch: Anhand zahlreicher Informationen, Selbsttests, Tipps und Arbeitsmaterialien kann man sich und seinen Alkoholkonsum auf den Prüfstand stellen. Davon ausgehend können selbstbestimmt weitere Schritte geplant und erfolgreich umgesetzt werden.

"Die Autorin, Psychotherapeutin und langjährig in der suchtmedizinischen Akutbehandlung tätig, schreibt an gegen die verbreitete 'Vogel-Strauß-Politik' im Umgang mit dem eigenen Trinkproblem und will Betroffene ermuntern, ihr Trinkverhalten selbstkritisch zu überprüfen und ggf. zu verändern, mit dem Ziel des gesundheitsverträglichen Umgangs mit der Volksdroge Alkohol. Lippert führt den Leser von den grundlegenden Daten und Fakten über die Zwischenstation des 'kontrollierten Trinkens' zur eigentlichen Abstinenz sowie zum Umgang mit Suchtdruck und Rückfall. Das Buch 'lebt' von den vielen Hilfen, Übungen und Anleitungen: Selbsttests, Tages-, Wochen-, Notfallpläne sowie Einsicht vermittelnde Tabellen, Betroffenenberichte und nicht zuletzt den die Stimmungslage der Abhängigen widerspiegelnde Illustrationen. Mit Literatur und Adressen. – Vorrangig empfohlen trotz vieler guter Vergleichswerke."
Uwe-Friedrich Obsen (ekz-Informationsdienst)

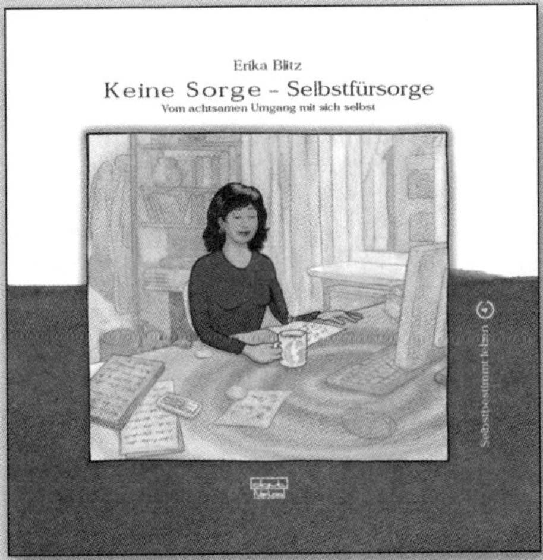

Erika Blitz

Keine Sorge – Selbstfürsorge

Vom achtsamen Umgang mit sich selbst

Selbstbestimmt leben, Band 4

2009
240 Seiten, Hardcover, mit zahlreichen farbigen Abbildungen
EUR 29,80
ISBN 978-3-87159-504-2

Viele Menschen behandeln sich selbst viel weniger freundlich, als sie es mit einem guten Freund oder einem Familienmitglied praktizieren würden. Die Folge sind häufig Stresserleben, Erschöpfung und im Extremfall psychische oder psychosomatische Erkrankungen. Die Sorge um sich selbst ist ein wesentlicher Grundstein, um solchen Beschwerden vorzubeugen. Dieses Buch vermittelt Anregungen, wie der Selbstwert und die Wertschätzung der eigenen Person gesteigert werden kann. Hierzu werden die grundlegenden Informationen für den sorgsameren Umgang mit sich selbst vermittelt und zahlreiche Übungen zur Steigerung der Selbstfürsorge vorgestellt.

"Im Mittelpunkt der anregenden Informationen und vielfältigen Übungen steht der achtsame Umgang mit sich selbst, mit den eigenen Bedürfnissen, Gefühlen und Ressourcen. Es geht letztlich um ein ausgeglichenes Leben und Wohlbefinden. Dabei setzt die Autorin bei dem Weg zur Verhaltensänderung auf drei verschiedene Faktoren: die Kognitionen (unsere Gedanken, Erfahrungen und Einstellungen), unsere Emotionen und unseren Willen. Es lohnt sich, den Blick öfter auf sich selbst zu richten und gesundheitsfördernde Selbstfürsorge zu betreiben. Sehr empfehlenswert!"
Arthur Thömmes (lehrerbibliothek.de)

dgvt Verlag

dgvt-Verlag • Hechinger Straße 203 • 72072 Tübingen
Tel.: 07071 - 79 28 50 • Fax: 07071 - 79 28 51
E-Mail: dgvt-Verlag@dgvt.de • Internet: www.dgvt-Verlag.de